# 한의학개론

# 한의학 개론

**초판 1쇄 인쇄** 2019년 09월 25일
**초판 2쇄 인쇄** 2021년 12월 24일
**편저** 이종한

**펴낸이** 김양수
**책임편집** 이정은
**편집·디자인** 김하늘
**교정교열** 박순옥
**삽화** 이승, 이가린

**펴낸곳** 도서출판 맑은샘
**출판등록** 제2012-000035
**주소** 경기도 고양시 일산서구 중앙로 1456(주엽동) 서현프라자 604호
**전화** 031) 906-5006
**팩스** 031) 906-5079
**홈페이지** www.booksam.kr
**블로그** http://blog.naver.com/okbook1234
**이메일** okbook1234@naver.com

**ISBN** 979-11-5778-399-1 (93510)

* 이 도서의 국립중앙도서관 출판예정도서목록(CIP)은 서지정보유통지원시스템 홈페이지(http://seoji.nl.go.kr)와 국가자료종합목록 구축시스템(http://kolis-net.nl.go.kr)에서 이용하실 수 있습니다.
  (CIP제어번호 : CIP2019037793)

# 한의학 개론

이종한 편저

맑은샘

# 서론

동의보감에 "머리가 둥근 것은 하늘이 둥글기 때문이며, 다리가 모난 것은 그 딛고 서는 땅이 모나기 때문이고, 하늘에 4계절이 있는 것처럼 사람에게 사지가 달려 있다."는 말이 첫머리에 나온다. 이것처럼 한의학 철학에서 인간은 우주 자연을 담고 있으며, 부족함 없이 모든 것을 채운 완전한 생명체로서, 만 생물의 으뜸인 존재다. 또한, 인간의 몸은 우리가 생각하는 것처럼 연약하지 않다. 만일 쇠로 손가락 모양을 만들어 60년 정도 사용한다고 생각해 보자. 그 정도 사용하면 아마 닳고 닳아서 그 형태조차 알아보기 힘들 것이다. 하지만 인간의 손은 어떤가. 부드럽고 연약해 보이지만 60년을 사용해도 그 관절이나 모습이 원래 모습을 간직하고 있다. 어떻게 그럴 수 있을까. 바로 인간의 몸이 재생되기 때문이다.

지금까지 인간은 온갖 대자연의 변화에 잘 적응해 왔고 그 과정에서 필요에 따라 진화되면서 살아왔다. 우리가 미처 알지 못하는 부분까지도 적응된, 아마도 자연환경에 가장 잘 적응된 인간이 바로 현대인일 것이다. 따라서 우리는 우리 몸에 충분히 자부심을 가져도 된다. 그럼에도 건강과 관련해 사소한 문제나 어려움 앞에서 두려움에 휩싸인 나머지, 질병에 굴복해버리거나 약물이나 의사에 의존해버리는 경우를 자주 목격하게 된다. 내 재산은 내가 지키고 관리해야 하듯 내 몸 역시 내가 지키고 관리해야 한다. 하늘과 자연, 그리고 우리 부모님이 물려주신 이 몸을 어떻게 사용해야 할 것인가? 그 좋은 방법 중의 하나가 한의학이다.

한의학에 입문한 지 30여 년이 흘렀지만 아직 한의학에 대해 모르는 부분이 많았다. 마침 대학에서 한방간호학을 강의하게 되었고, 강의 자료가 필요하여 그동안 한의학 관련 자료를 정리해 보았다. 모인 자료를 묶어서 책으로 엮긴 했지만 부족한 부분이 너무 많이 보인다. 하지만 앞으로 기회가 될 때마다 계속 다듬을 것을 약속하며 부끄러운 원고를 출판한다.

책 내용은 한의학의 기본 이론, 한의학 기초학, 한의학 임상학의 순서로 엮었다. 한의학 기본 이론은 내용 중 기본 이론에 지루하지 않도록 간소하게 만들어서, 한의학 공부를 위해 꼭 알아야 할 정도만 언급하였다. 한의학 기초학은 한의과대학 저학년 과정에서 배우는 과목을 위주로 정리하였고, 한의학 임상학은 한의과대학 고학년에서 배우는 과목을 주로 소개하였다. 한의학적 이론보다는 실재적인 한의학의 모습을 다루었다.

이 책의 많은 내용은 내가 직접 쓴 것은 아니며, 다른 책을 참고해서 정리한 것이다. 앞부분의 기초학에 관한 것은 여러 한의학 서적을 참고했다. 경락 생리와 경혈학 및 침구학은『침구학』상중하를, 본초학은『본초학』을, 방제학은『방제학』을, 추나요법은『한국추나학』을, 한방 간호학은『한방간호학』과『한방간호학 총론』을, 미생물학과 면역학은『최신미생물학』과『면역학』을, 해부학과 조직학은『Clinically Oriented Anatomy』과『인체조직학』을, 양방생리학과 양방병리학은『의학생리학』과『Pathologic basis of disease』를, 내과학은 각 내과학 교과서를, 소아과학은『동의소아과학』을, 부인과학은『한방여성의학』을, 재활의학과학은『동의재활의학과학』을, 신경정신의학은『한의신경정신과학』과『한방신경정신의학』을, 사상체질의학은『사상의학원론』을, 안이비인후피부외과학은『안이비인후과학』과『한의피부외과학』을, 예방의학과 공중보건은『예방의학과 공중보건학』과『예방의학과 공중보건』을, 법의학과 임상병리학은『법의학』과『임상병리학』을, 그리고 나머지 부분에서『한의학원론』과『동의진단학』을 비롯하여 보건복지부와 건강보험심사평가원의 통계 자료와 한의사들의 원고를 참고하였다. 그 자세한 출처는 책 뒷부분 참고 문헌에 적어 놓았다.

이 책이 주로 한의대에 입학하였거나 입학한 학생들, 한의학이나 양방 의학 관련 학과에 다니면서 한의학에 대해 궁금해하는 학생들, 한의학 관련 강의를 듣는 학생들, 한의학에 관심 있는 일반인들에게 한의학을 소개하는 역할을 했으면 좋겠다.

이종한

# Ⅲ 한의학 임상학

# I

한의학
들어가기

# Ⅰ 한의학 들어가기

### 1 자연과 인간

인간은 자연에서 만들어졌으며, 자연과 인간은 공통의 규율로 움직인다.

人以天地之氣生 四時之法成

宇宙는 大天地, 人身은 小天地

人生於地 懸命於天 天地合氣 命之曰人 人能應四時者 天地爲之父母

### 2 陰陽(음양)과 五行(오행)[1]

太極(태극)은 '天地萬物之始'(천지만물지시)이며, 천지가 나누어지기 전의 混沌(혼돈), 淸虛(청허)한 상태를 말한다. 太極(태극)이 淸濁(청탁)으로 말미암아 陰陽(음양)이 나뉘고, 천지가 나뉘게 되었다.

陰陽論(음양론)은 어떤 사물이라 할지라도 陰氣(음기)와 陽氣(양기)의 운동 변화에 의하여 이루어진다고 본 것이며, 五行論(오행론)은 모든 것이 木, 火, 土, 金, 水(목, 화, 토, 금, 수) 다섯 가지 기본 물질의 운동 변화에 의해 통일된다고 생각한 것이다. 그래서 陰陽五行論(음양오행론)은 모두 자연을 인식하고, 자연 현상을 해석하고 자연 규율을 탐구하는 이론이다.

### 1) 陰陽(음양)

陰陽者, 天地之道也, 萬物之綱紀, 變化之父母, 生殺之本始, 神明之府也, 治病必求於本

---

1 『동의생리학』, 전국 한의학대학 생리학교수 편저, 집문당, 2008

① 상호 대립

陰陽(음양)은 상호 대립적인 관계이다.

| 陽 | 天 | 晝 | 男 | 氣 | 動 |
|---|---|---|---|---|---|
| 陰 | 地 | 夜 | 女 | 味 | 靜 |

② 상호 의존

陰陽(음양)은 상호 대립적인 동시에 상호 의존한다.

③ 상호 消長(소장)

陰(음)이 소멸하면 陽(양)이 자라고, 陽(양)이 자라면 陰(음)이 소멸한다.

④ 상호 轉化(전화)

寒極生熱 熱極生寒


**2) 五行(오행)**

모든 운동은 음양 운동으로 관찰되지만, 구체적으로 상세히 관찰하면 木·火·土·金·水(목·화·토·금·수)라는 5종의 변화 운동으로 관찰된다.


(1) 五行(오행)의 특성

五行의 특성은 목, 화, 토, 금, 수인 다섯 요소의 자연현상과 그 성질의 직관으로부터 추상되어 인식하는 것이다. 일반적으로 水曰潤下(윤하), 火曰炎上(염상), 木曰曲直(곡직), 金曰從革(종혁), 土爰稼穡(가색)으로 인식된다.

① 木의 특성

"木曰曲直"(목왈곡직)이라 하였는데 이는 나무의 특성이다. 曲은 彎曲(만곡)이다. 直은 不彎曲(불만곡)이다. 曲直(곡직)의 특성은 가지와 줄기가 곧게 또는 굽으면서 성장하는 나무의 생장 특징에 따른 것이다. 또한 나무가 위로 생장하고 사방으로 두루 퍼져서 가지가 무성해지는 모습을 추상화한 生長(생장), 升發(승발), 條達(조달), 舒暢(서창) 등의 특성을 말한다.

② 火의 특성

"火曰炎上"(화왈염상)이라 하였는데, 이는 불의 특성이다. '炎'은 火가 위로 향하여 타올라서 극히 뜨거운 것을 지칭한다. 이러한 이유로 炎上(염상)은 溫熱(온열), 向上(향상), 蒸騰(증등) 등을 추상화한 것을 말한다.

③ 土의 특성

"土爰稼穡"(토왈가색)이라 하였다. '稼'는 곡물의 종자를 심는 것이고, '穡'은 곡물을 수확하는 것이다. 실제로 稼穡(가색)은 인류가 곡물을 심고 수확하는 농사 활동을 의미한다. 만물이 발생하여 자라나는 것이 土의 본성이다. 그래서 土의 특성이 만물을 承載(승재)하고, 만물을 化生(화생)하고, 만물의 어미가 되고, 만물이 돌아가는 바가 된다.

④ 金의 특성

"金曰從革"(금왈종혁)이라 하였다. '從'은 順從(순종)이고, '革'은 變更(변경)과 改革(개혁)이다. 從革(종혁)의 특성은 금속이 사람의 의도에 따라 鎖爍(쇄삭)하고 鑄造(주조)되어 그릇이 되는 과정 등에서 볼 수 있다. 그러므로 金의 추상화한 특성은 變革(변혁), 肅殺(숙살), 下降(하강), 淸潔(청결) 등이 된다.

⑤ 水의 특성

"水曰潤下"(수왈윤하)라 하였다. '潤'은 潮濕(조습), 滋潤(자윤), 濡潤(유윤)의 의미다. 潤下(윤하)는 물이 아래로 내려가 만물을 滋潤(자윤)하는 것을 의미한다. 그러므로 滋潤(윤하), 下流(하류), 閉藏(폐장), 寒冷(한랭)이 水의 추상화한 특성이다.


**(2) 사물의 五行(오행) 속성과 의미**

세상 만물은 그 종류가 매우 다양하지만, 오행의 속성에 따라 분류하면 모두 귀납 시킬 수 있다. 오행의 속성에 따라 구분하면 다음의 귀류표와 같다.

〈 사물의 오행속성 귀류표 〉

| | | 木 | 火 | 土 | 金 | 水 |
|---|---|---|---|---|---|---|
| 自然界 | 五季 | 春 | 夏 | 長夏 | 秋 | 冬 |
| | 五化 | 生 | 長 | 化 | 收 | 藏 |
| | 五氣 | 風 | 暑 | 濕 | 燥 | 寒 |
| | 五方 | 冬 | 南 | 中 | 西 | 北 |
| | 時間 | 平旦 | 日中 | 日西 | 日入 | 夜半 |
| | 五音 | 角 | 徵 | 宮 | 商 | 羽 |
| | 天干 | 甲乙 | 丙丁 | 戊己 | 庚辛 | 壬癸 |
| | 地支 | 寅卯 | 巳午 | 辰戌丑未 | 申酉 | 亥子 |
| | 五色 | 靑 | 赤 | 黃 | 白 | 黑 |
| | 五味 | 酸 | 苦 | 甘 | 辛 | 鹹 |
| | 五穀 | 麥 | 禾 | 稷 | 稻 | 豆 |
| | 五果 | 李 | 杏 | 棗 | 桃 | 栗 |
| | 五菜 | 韭 | 薤 | 葵 | 葱 | 藿 |
| | 五畜 | 鷄 | 羊 | 牛 | 馬 | 彘 |
| | 五臭 | 臊 | 焦 | 香 | 腥 | 腐 |
| | 五役 | 色 | 臭 | 味 | 聲 | 液 |
| 人體 | 五臟 | 肝 | 心 | 脾 | 肺 | 腎 |
| | 六腑 | 膽 | 小腸 | 胃 | 大腸 | 膀胱 |
| | 官竅 | 目 | 舌 | 口 | 鼻 | 耳 |
| | 形體 | 筋 | 脈 | 肌肉 | 皮毛 | 骨 |
| | 情志 | 怒 | 喜 | 思 | 悲 | 恐 |
| | 五聲 | 呼 | 笑 | 歌 | 哭 | 呻 |
| | 五變 | 握 | 憂 | 噦 | 咳 | 慄 |
| | 五支 | 爪 | 毛 | 乳 | 息 | 髮 |
| | 五精 | 魂 | 神 | 意 | 魄 | 志 |
| | 五液 | 淚 | 汗 | 涎 | 涕 | 唾 |

**(3) 五行의 相生**(상생), **相剋**(상극)

상생은 서로 資生(자생)하고 촉진하는 의미가 있고, 상극은 서로 제약하는 의미
가 있다.

사물의 생장, 발전, 변화, 쇠퇴 등의 과정은 각 단계가 독립적이거나 연관성이 없는 과정이 아니고, 서로 자생케 하고 서로 촉진케 하며 동시에 서로 제약하는 관계가 있다. 상생의 작용이 없으면 사물은 존재할 수 없고, 사물이 존재하지 않으면 상생도 있을 수 없다. 또한, 상극이 없으면 자극이 없게 되어, 사물이 발전할 수 없게 된다. 따라서 존재를 상실하게 된다.

① 상생과 상극

일반적인 生·剋(생극) 원리의 예를 들면, 상생은 木生火, 火生土, 土生金, 金生水, 水生木이고, 상극은 金剋木, 木剋土, 土剋水, 水剋火, 火剋金이다.

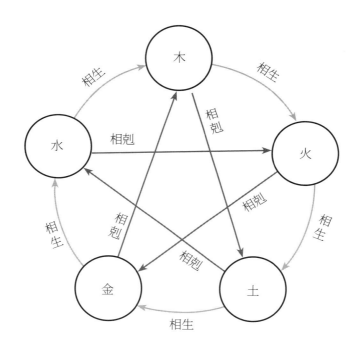

이러한 관계는 자연계뿐만 아니라 인체에서도 동일하게 적용될 수 있다.

② 상생상극 원리의 특징

첫째는 相生(상생)과 相克(상극)은 결코 어느 하나가 독립적으로 작용하는 것이 아니고 동시에 발생한다는 사실이다.

둘째는 상생 속에 상극이 있고(生中有克), 상극 중에 상생이 있다(克中有生). 이를 다시 순환하는 五行(오행) 相生(상생)과 相克(상극)의 원리 속에서 살펴보면, 生中有克(생중유극)은 木을 예로 하여 보면 木을 生하는 것은 水이고 木이 生하는 것은 火인데, 水와 火 사이에는 相克의 관계가 성립하니 生 속에 克이 있는 것이 된다. 克中有生은 역시 木을 예로 하여 살펴보면 木을 克하는 것은 金이고 木이 克하는 것은 土인데, 土와 金 사이에는 相生의 관계가 성립하니 克 중에 生이 있는 것이 된다.

③ 五行의 勝(승)·侮(모) (병리 현상)

오행의 乘·侮(승모)는 오행의 相乘(상승)과 相侮(상모)이다. 상승은 극하는 것이 지나친 것이고, 상모는 역으로 극을 당하는 것이다.

이와 같은 관계는 정상적인 상생과 상극 관계가 파괴되어 나타나는 비정상적인 관계이다. 예를 들어, 金은 원래 木을 극하는데 金 기가 과잉하게 되면 과잉한 金 기가 木을 乘하게 되어, 金이 木을 지나치게 극하는 관계가 된다. 또, 火는 원래 金을 극하는데 金 기가 과잉하게 되면 지나친 기운 때문에 火가 역으로 당하게 되는 경우이다.

### 3 한의학의 역사

## 1) 중국의 간략 역사

夏(하)

殷(은): 商(상)

周(주): 서주

　　春秋(춘추) 시대

　　戰國(전국) 시대: 전국칠웅(齊(제), 趙(조), 秦(진), 燕(연), 魏(위), 楚(초), 韓(한)

秦(진)

漢(한)

三國(삼국): 魏(위), 蜀(촉), 吳(오)

魏晉南北朝(위진남북조): 북쪽은 오호십육국/남쪽은 송, 제, 양, 진

隋(수)

唐(당)

五代十國(오대십국): 후량, 후당, 후진, 후한, 후주/오월, 전촉, 남당 등

宋(송)

南宋(남송)/金(금)

元(원)

明(명)

淸(청)

중화민국

중화인민공화국


## 2) 중국 한의학의 간략 역사

### ⑴ 춘추 전국 시대 ~ 한나라

『좌전』『좌씨춘추』에 직업으로서 의사에 대한 기록

『편작창공열전』『사기』 – 편작과 창공(순우의) 소개

『황제내경』 –「소문」(일반적 원리)과「영추」(침 치료 원리)

『본초경』 – 약물학 서적

『상한잡병론』(장중경) – 최초의 임상의학서, 전염병 관련

『중장경』(화타) –『삼국지』에 외과 시술이 등장


(2) 위진 남북조 이후 ~ 수당 시대: 도교와 불교의 영향을 받았음

『포박자』(갈홍) – 도교 영향, 연단

『신농본초경집주』(도홍경) – 약물학 서적

『맥경』(왕숙화) – 맥진법

『침구갑을경』(황보밀)

『제병원후론』(소원방) – 병원과 증상 기술, 병리학 서적

『천금요방』, 『천금익방』(손사막)

『황제내경태소』(양상선)

『중광보주황제내경소문』(왕빙) –『황제내경』의「소문」주석


(3) **송 시대**: 국가에 의한 방제 의서 정리, 운기학 발전, 상한론 연구

『태평성혜방』, 『성제총록』, 『태평혜민화제국방』 – 방제학 서적

『부인대전양방』(진자명)

『소아약증직결』(전을)


(4) **금, 원 시대**: 임상 의학 중심으로 발전

금원 4대가

寒涼派(한량파) 유완소

補土派(보토파) 이동원

功下派(공하파) 장자화

滋陰派(자음파) 주단계


(5) **명 시대**: 금, 원 시대 의학의 심화, 온병학(전염병에 대한 연구)

『본초강목』(이시진) - 약학 전문서

『증치준승』(왕긍당) - 癲, 癎, 狂(전, 간, 광) 구별

『경악전서』, 『유경』(장개빈)

『의학입문』(이천)


(6) **청 시대**: 전기에는 안정된 사회 속에서 의학 교과서 편찬, 후기에는 전염병 연구와 중서회통

『의종금감』, 『의부전록』, 『사고전서』 - 의학 서적의 정리

『의림개착』(왕청임) - 어혈 연구


## 3) 한국 한의학의 간략 역사

(1) **상고 시대**

『명의별록』, 『한서지리지』, 『위지동이전』에 고조선의 약물 29종 소개


(2) **삼국 시대**

약물학의 발전, 침구학 등의 의학 지식이 풍부

    ① 삼국이 각기 의학 교육 실시 → 직업적 의사 출현

    ②『백제신집』이 우리나라에서 가장 오래된 본초 서적

    ③ **외국과 활발한 교류**

       ⑺『명의별록』, 『외대비요』에 우리나라 약재와 처방 소개

       ⑷ 고구려 → 백제 → 신라의 순서로 중국 의학 수입

       ⑸ 삼국의 본초학, 침구 의학 등을 일본에 전파


(3) **남북국 시대**

    ① 신라

       ⑺ 본초학, 침구학의 발전

       ⑷ 생리, 병리학설의 발전

㈐ 의학 제도 정비

소명왕 때 '의학'을 설립하여 의학박사 2명이 『본초경』, 『소문』, 『침경』, 『맥경』, 『난경』, 『명당경』으로 교수

㈑ 인도 의학의 유입

② 발해

발해에 관한 우리 문헌 중 가장 오랜 것이 유득공의 『발해고』이다. 그러나 거기에 발해의 의료 제도에 대한 내용은 없다. 다만 발해의 지배층이 고구려 유민이고, 당나라로부터 해동성국이라 불린 것으로 보아 의학 수준도 상당했을 것으로 보인다.

또한 발해의 특산물에 인삼, 우황, 부자, 꿀, 사향, 곤포 등이 있었다 하니 본초와 관련이 있으리라 생각된다.

⑷ 고려 시대

① 의료 제도의 정비, 체계화

지배 계층은 전의사(후에 태의감으로 변경), 봉의서

민중은 동서 대비원, 혜민국

② 의서 편찬 – 금속활자 등의 인쇄술 발달의 영향

『구선활인심방』, 『제중입효방』, 『어의촬요방』 등의 중간

현존하는 『영추』의 원본이 고려 시대에 발간한 것이다.

③ 아라비아 의학 영향

④ 민중을 위한 자주적 의학으로 발전

『향약구급방』, 『향약고방』, 『맥진도결』, 『향약혜민경험방』, 『의림』, 『향약간의방』

⑤ 명의

설경성 – 충렬왕 때 사람, 원나라 세조(쿠빌라이)의 병을 치료

(5) 조선 시대

① 15세기

㉮ 의사 양성, 여의 출현

㉯ 향약 연구와 보급

㉰ 대규모의 의서 편찬

『향약집성방』, 『의방류취』, 『향약채취월령』, 『태산요록』, 『구급방』, 『신찬
구급간이방』, 『창진집』, 『가감십방』, 『식료찬료』

② 17세기

㉮ 임진왜란의 영향으로 의학의 발달 『동의보감』, 『치종비방』, 『침구경험방』

㉯ 전염병 관련 저서 발간

③ 18세기

㉮ 실학의 영향으로 전통 의학을 비판적으로 개선 『급유방』, 『광제비급』,
『제중신편』

㉯ 천연두 연구 『마과회통』, 『마진비방』

㉰ 인삼의 인공 재배(18세기 후반)

㉱ 우리나라 최초로 종두법 실시

④ 19세기

㉮ 황도연 『의종손익』, 『의방활투』, 황필수 『방약합편』

㉯ 이제마 『동의수세보원』 사상의학 창설

# Ⅱ

한의학
기초학

# Ⅱ 한의학 기초학

## 1 한의학의 특징

### (1) 대상과 방법

外(자연)와 內(인체)는 天人合一(천인합일), 天人相應(천인상응)으로 연결되어 있고, 그 인체 생명 본질을 음양(정신과 육체)으로 해석

### (2) 철학관(생명체 관찰의 이론적 방법): 陰陽五行論

---

**〈 運氣學說 〉**

1. '運'은 木火土金水의 5運을 말하며 '氣'는 風, 寒, 濕, 燥, 相火, 君火의 6氣를 말한다.

2. 五運六氣를 운용하여 기후의 변화 및 기후의 변화와 인체의 질병, 건강과의 관계를 연구하고 그 규칙을 탐구하는 것이 바로 運氣 학설이다.

3. 運氣 학설은 人與天地相應이라는 全一體觀의 기초 위에 이룩돼, 人體는 天地 간의 변화 특히 계절 기후의 변화와 밀접한 관계가 있다고 본다.

4. 陰陽五行 학설을 설명 해석의 도구로 하고, 다시 干支 등의 부호를 사용하여 결집한 공식이다.

▶ 천간과 지지의 陰陽은?

|  | 天干 | 地支 |
|---|---|---|
| 陽 | 甲, 丙, 戊, 庚, 壬 | 子, 寅, 辰, 午, 申, 戌 |
| 陰 | 乙, 丁, 己, 辛, 癸 | 丑, 卯, 巳, 未, 酉, 亥 |

▶ 간지의 五行 배속은?

|  | 木 | 火 | 土 | 金 | 水 |
|---|---|---|---|---|---|
| 天干 | 甲, 乙 | 丙, 丁 | 戊, 己 | 庚, 辛 | 壬, 癸 |
| 地支 | 寅, 卯 | 巳, 午 | 丑, 辰, 未, 戌 | 申, 酉 | 子, 亥 |

---

(3) 인체의 구성 및 생리, 병리 변화

五臟六腑, 精神氣血, 經絡

(4) 병의 원인: 內因(내부 문제), 外因(외부 문제), 不內外因(기타 문제)

(5) 진단: 4진(望, 聞, 問, 切)이 기본이 된다.

(6) 辨證(변증)

八綱辨證(팔강변증) − 음양, 한열, 허실, 표리

臟腑辨證(장부변증)

氣血辨證(기혈변증)

經絡辨證(경락변증)

三焦辨證(삼초변증)

六經辨證(육경변증)

(7) 治療(치료): 치료법과 치료 원칙

① 八法: 汗, 吐, 下, 和, 補, 瀉, 淸, 溫

② 標本, 緩急: 急則治標 緩則治本 標本同治

③ 正治(寒則熱之), 反治(以熱治熱)

④ 기타 外治法(외치법) 등

|  | 五臟 | 六腑 |
|---|---|---|
| 성질 | 陰, 靜 | 陽, 動 |
| 위치 | 체내 깊숙이 | 체표 가까이 |
| 기능 | 저장 기능<br>精氣를 생성하고 저장한다. | 배출 기능<br>水穀을 소화한다. |
| 조직 | 실질 조직 | 속이 빈 조직 |

## 1) 五臟

(1) 肝(간) – 외부의 나쁜 邪氣(사기) 防禦(방어)

　　　　– 담즙의 분비와 배설 조절

　　　　– 肝藏血(간장혈): 간이 혈액을 저장하고 혈량을 조절

　　　　– 肝主筋(간주근): 전신의 筋肉(근육), 關節(관절) 조절

　　　　– 肝開竅于目(간개규어목): 눈은 肝血(간혈)의 滋養(자양)에 의한다. – 肝과
　　　　　膽(담)은 서로 표리관계다.


(2) 心(심) – 전신 血脈(혈맥)이 心에 의해 統屬(통속)된다. 혈액순환

　　　　　– 心藏神(심장신): 心主神明(심주신명)이라고 한다.

　　　　　– 사람의 精神意識(정신의식)과 思惟活動(사유활동)을 주관한다.

　　　　　– 心開竅于舌(심개규어설) 심장 병변이 혀에 반영된다.

　　　　　– 心과 小腸(소장)은 서로 표리관계다.


(3) 脾(비) – 水穀(수곡)을 소화한다. 胃는 水穀(수곡)을 받아서 소화를 돕는다.

　　　　　– 脾統血(비통혈): 生血의 기능, 血液의 출혈을 방지한다.

　　　　　– 脾主肌肉(기육) · 四肢(사지): 肌肉과 사지는 脾胃를 조절한다.

- 脾胃를 氣血生化之源(기혈생화지원)이라 한다.
- 脾開竅于口(비개규어구)
- 脾와 胃(위)는 서로 표리관계다.


(4) 肺(폐) - 호흡 기능 및 진기 생성 작용을 한다.
- 水液(수액)을 皮膚(피부)에 이르게 하여 땀구멍으로 배설하거나 膀胱(방광)으로 배출시키도록 한다.
- 毛皮(피모: 皮膚. 汗孔. 毛)를 주관하여 땀을 분비하고 피부를 윤택하게 하고 외부를 방어하는 기능을 하는데 이러한 기능은 肺에 의해 피부에 분포된 衛氣(위기)의 작용이다.
- 肺開竅于鼻(폐개규어비): 鼻는 呼吸의 通道이다.
- 코의 냄새 역시 肺氣가 조절한다.
- 肺와 大腸(대장)은 서로 표리관계를 가진다.


(5) 腎(신) - 腎藏精(신장정): 腎의 精을 저장한다.
- 五臟(오장)이 모두 藏精(장정)하지만 腎에서 藏精의 잘 표출된 것이다.
- 腎主骨(신주골), 腎生髓(신생수)
- 신장은 精(정)을 저장하고 精(정)은 髓(수)를 생산하며 髓(수)는 骨(골)을 기름
- 腎主水液(신주수액): 신장은 津液(진액)의 분포와 노폐물 배설, 체내 水液의 대사 조절 기능을 자지고 있다.
- 腎開竅于耳(신개규어이): 腎의 충실 상태는 髮(발)에 나타난다.
- 腎과 膀胱(방광)은 서로 표리관계다.


## 2) 六腑
膽(담), 小腸(소장), 胃(위), 大腸(대장), 膀胱(방광), 三焦(삼초)

## 3) 精神氣血

신체 내부에서 五臟六腑의 기능을 발휘시키도록 하여 생명 활동을 유지하게 하는 근원적인 요소이다.

(1) 精(정) – 인체를 구성하고 생명 활동을 유지하는 가장 기본적인 물질
　　　　 – 생식과 생장 발육에 관련
(2) 神(신) – 인체 모든 생명 활동 현상의 精華(정화)
　　　　 – 심신 활동의 정상적인 표현의 총칭
　　　　 – 인간의 정신 활동
(3) 氣(기) – 눈에 보이지 않으나 몸속의 기능, 작용으로 그 존재를 파악한다.
　　　　 – 자연적으로 생기는 것이 아니고 호흡(天氣)과 수곡이 합쳐져야 한다.
　　　　 – 움직이게 하는 능력
　　　　 – 氣는 血을 이끌고 血은 氣를 생성한다.

---

**〈기의 종류〉**

① 眞氣(元氣)
신장의 精氣 + 비위장의 水穀의 氣 + 폐에서 흡입한 天氣
인체의 생명 활동은 결국 眞氣의 운동이다.
眞氣의 분포 부위와 작용에 따라 여러 명칭을 가진다.
② 宗氣(종기): 胸中(흉중)에 쌓인 氣로 呼吸(호흡)을 다스리고 心脈(심맥)을 관통하
　　　　　　여 심장의 搏動(박동)을 推動(추동)시키고 調節(조절)한다.
③ 營氣(영기): 血(혈)과 함께 혈관에서 운행하는 氣, 血을 생성하고 전신에 영양
　　　　　　공급
④ 衛氣(위기): 體表(체표)를 운행하여 外邪(외사)의 침입을 防禦(방어)한다.
⑤ 經氣(경기): 元氣(원기)가 經絡(경락)에서 움직이는 것

---

(4) 血(혈) – 비위 기능의 작용으로 水穀精氣(수곡정기)가 營氣(영기)와 肺(폐)의 작용을 통하여 붉은색으로 변한 것이다.

(5) **津液**(진액) – 인체의 모든 정상적 체액의 총칭

    (가) **津**(진) – 맑고 가벼운 체액

    (나) **液**(액) – 중탁하고 점조한 체액

    (다) **생성** – 음식물이 **脾胃**(비위)의 소화 흡수 과정을 통해 생성

    (라) **수포** – 정미한 부분이 기화 작용을 통해 진액으로 수포

    (마) **배설** – 땀, 소변, 대변의 형태로 배설

### 3 병인[2]

인체에 질병을 일으키는 원인을 병인이라고 한다. 병인은 크게 내인, 외인, 불내외인으로 나눈다. 내인은 七情(칠정), 飮食(음식), 勞倦(노권)이 있다. 외인은 六淫(육음), 癘氣(여기)가 있다. 불내외인은 痰飮(담음), 瘀血(어혈), 創傷(창상), 中毒(중독) 등이 있다.

#### (1) 外因

외인은 六淫(육음), 癘氣(여기)가 있다.

① 육음

風(풍), 寒(한), 暑(서), 濕(습), 燥(조), 火(화)의 6가지 기후 변화를 六氣(육기)라고 한다. 이 기후 변화가 급격하거나 과하거나 부족할 경우 인체의 적응력이나 저항력에 문제가 생겨 발병 원인이 된다. 이렇게 발병 원인이 된 경우를 육음이라고 한다.

육음이 발병 원인이 된 경우 몇 가지 특징이 있다.

㈎ 계절과 관계가 있다.

㈏ 환경과 관계가 있다.

㈐ 육음은 단독으로도, 여러 가지가 겹쳐서도 발병 원인이 된다.

㈑ 육음은 서로 영향을 미치기도 하고, 서로 전화되기도 한다.

㈒ 육음은 대부분 피부로 침입하거나 입과 코를 통해 들어와 장부에 영향을 미친다.

② 여기

육음과 달리 전염성이 있는 경우를 말한다. 溫疫(온역)이나 疫癘(역려)라고도 한다.

---

2 『동의병리학』, 문준전 등, 고문사, 1990

『동의생리학』, 전국 한의학대학 생리학교수 편저, 집문당, 2008

『한방간호학 총론』, 동서간호학연구소, 수문사, 2000

역려의 발생과 유행은 몇 가지 특징이 있다.

    ㉮ 기후 변화와 관계가 있다.

    ㉯ 환경이나 위생과 관계가 있다.

## (2) 內因

내인에는 七情(칠정), 飮食(음식), 勞倦(노권)이 있다.

  ① 칠정

    喜(희), 怒(노), 憂(우), 思(사), 悲(비), 恐(공), 驚(경)의 정서가 너무 강하거나 장기적 자극을 받으면 발병의 원인이 된다.

    칠정이 발병 원인이 된 경우 몇 가지 특징이 있다.

      ㉮ 칠정에 의한 발병은 오장에 영향을 미친다.

      ㉯ 감정의 변화는 氣(기)의 변화를 초래한다.

  ② 음식

    음식은 기혈진액을 생산하는 물질이지만, 음식이 적당하지 않으면 질병의 원인이 된다.

    음식이 발병 원인이 된 경우는 다음과 같다.

      ㉮ 음식 무절제

      ㉯ 불결한 음식

      ㉰ 편식(너무 차거나 뜨거운 음식, 골고루 맛을 섭취하지 않는 것)

  ③ 노권

    정상적인 노동은 기혈순환을 촉진하고 체력을 증강해 주지만, 너무 과로하거나 너무 편안하게만 있으면 발병 원인이 된다.

    과로에는 육체적 노력, 정신적 노력, 방로과도가 포함된다.

## (3) 不內外因

불내외인은 痰飮(담음), 瘀血(어혈), 創傷(창상), 中毒(중독) 등이 있다.

불내외인은 내인에도 외인에도 포함되지 않는 발병 원인으로 창상, 중독, 기생충과 함께 속발성 병인인 담음과 어혈이 포함되어 있다.

① 담음

담음은 수액의 대사 과정에서 생기는 병리적 산물을 말한다. 담은 점액질로 끈끈한 것을 말하며, 음은 맑고 묽은 것을 말한다. 담음은 육음, 음식상, 칠정상으로 수액 대사의 장애를 받아 진액이 비정상적으로 정체되어 발생한다. 담음은 기를 따라 움직여 전신에 분포되고, 그 발병 부위에 따라 다른 이름이 붙여지기도 한다.

② 어혈

전신 혈액순환이 순조롭지 못하거나 경맥 밖으로 나온 혈액을 어혈이라고 한다. 어혈은 기허, 기체, 혈열, 혈한 등으로 발생한다. 어혈의 특징은 통증이다. 어혈에 의한 통증은 밤에 더 아프고, 차게 하면 더 심해진다.

③ 그 외 외상으로 인한 창상, 기생충, 중독 등이 있다.

**4** **진단학** [3]

四診(사진)이란 望診(망진), 聞診(문진), 問診(문진), 切診(절진)을 총칭한 것으로 韓醫學(한의학)에서 患者(환자)를 살펴 病情(병정)을 이해하는 기본 방법이다.

(1) 望診

망진은 환자의 정신, 안색, 형태 및 환자의 배설물의 성질과 상태를 관찰하는 것이다. 주로 인체의 神(신), 色(색), 形(형), 態(태)를 관찰하여 체내의 변화를 바깥에서 관찰하는 것이 망진의 주요 내용이다.

신은 정신이나 의식 활동의 표현이고 색은 피부의 색깔과 광택의 변화를 말하며 형은 형체를 가리키고 태는 동태를 가리킨다.

(2) 聞診

문진은 소리를 듣고 냄새를 맡는 두 가지를 포함한다. 소리를 듣는다는 것은 患者의 말소리, 숨소리, 기침, 딸꾹질, 트림 등 소리를 듣는다는 것이다. 냄새를 맡는 것은 환자의 입, 분비물, 배설물 등의 냄새를 맡는 것이다.

(3) 問診

病情(병정) 발생과 발전 경과 및 현재의 주요 증상과 치료 상황 등을 물어보는 것이다.

문진할 때 환자의 주요 병증을 알아낸 다음 그것을 중심으로 목적을 가지고 순서대로 물어보아야 한다. 문진할 때는 환자의 연령, 성별, 결혼 상태, 직업, 현재 주소 등의 일반적인 사항을 물은 후 생활 습관을 묻는다. 생활습관은 음식습관, 운동 상태, 휴식 등의 내용이다. 그밖에 가족 병력과 과거 병력을 질문하고 이미 받은 치료 등 질병의 전 과정을 확인하여야 한다.

---

3 『한방간호학 총론』, 동서간호학연구소, 수문사, 2000

『동의진단학』, 이문재, 경원문화사, 1990

(4) 切診

절진은 脈診(맥진)과 按診(안진)으로 나눈다. 맥진은 맥을 보는 것이고, 안진은 환자의 신체 각 부위를 만져보는 방법이다.

 ① 맥진

  맥진은 손가락 끝으로 환자의 동맥 부위를 눌러보고 맥상을 탐지하여 병세의 변화를 이해하는 진찰법이다. 맥진하는 부위는 다양하지만 寸口脈診(촌구맥진)을 주로 사용한다. 촌구맥진은 손목 부위의 요골 동맥을 짚는다. 맥을 짚을 때는 세 손가락의 누르는 힘으로 맥상을 관찰하는데 그 부위를 촌, 관, 척이라고 부른다. 맥상은 맥의 위치, 빠르기, 형태, 역량에 따라 분류하여 진찰한다.

 ② 안진

  환자의 피부, 근육 등의 국소부위를 만져보아 비정상적인 변화 등을 진단하는 것이다. 안진의 방법에는 손을 대보거나 만져보거나 눌러보는 세 가지의 방법이 있다.

**5** **치법**[4]

치법은 치료 방법과 치료 원칙으로 다음과 같이 나눈다.

**(1) 치료 방법**

치료 방법은 치료대법과 구체적 치료법이 있다. 치료대법은 기본 치료법이라고도 부르며 여러 가지 구체적인 치료법의 공통성을 개괄하는 것이고, 임상에서 보편적인 의의가 있는 방법으로 팔법(汗, 吐, 下, 和, 補, 消, 淸, 溫)을 말한다.

아래는 팔법에 대한 설명이며 구체적 치료법은 구체적 병증에 맞추어 세운 치료법을 말한다.

① 汗法(한법)

해표법이라고도 하며 땀을 내서 치료하는 방법이다.

② 吐法(토법)

최토법이라고도 하며 토하게 해서 치료하는 방법이다.

③ 下法(하법)

사하법이라고도 하며 대변을 보게 하여 치료하는 방법이다.

④ 和法(화법)

화해법이라고도 하며 기운을 풀어헤쳐서 치료하는 방법이다.

⑤ 補法(보법)

보익법이라고도 하며 보양 작용이 있는 약을 응용하여 허약 증상을 치료하는 방법이다.

⑥ 消法(소법)

소도법이라고도 하며 정체된 사기를 풀어서 이동시키는 방법이다. 소화라고 생각하면 쉽다.

---

4 『한방간호학 총론』, 동서간호학연구소, 수문사, 2000

　『동의생리학』, 전국 한의학대학 생리학교수 편저, 집문당, 2008

⑦ 淸法(청법)

청열법이라고도 하며 열기를 식혀서 치료하는 방법이다.

⑧ 溫法(온법)

온리법이라고도 하며 따뜻한 성질의 약을 사용하여 찬 기운을 몰아내는 치료법이다.


(2) 치료 원칙

치료 원칙은 질병을 치료하는 치료법의 강령을 말한다. 치료 원칙에서 가장 기본적인 것은 예방위주, 치병구본, 정치반치, 표본완급, 부정거사가 있다.

① 예방위주

병에 걸리기 전에 예방한다는 것과 발병했을 때 질병이 퍼지는 것을 방지한다는 두 가지 의미를 포함한다.

② 치병구본

병을 치료하려면 반드시 병의 본질을 파악하고 치료를 진행해야 한다.

③ 정치반치

정치법은 질병의 임상 표현과 그 본질이 서로 일치할 때, 그 병세에 반대되는 처방을 하여 치료를 진행하는 방법으로 역치법이라고도 한다. 예를 들면 '寒則熱之(한즉열지)'가 있다.

반치법은 질병의 임상 표현과 그 본질이 서로 일치하지 않을 때, 그 질병의 증상에 순응하여 치료하는 치료 방법으로 종치법이라고도 한다. 예를 들면 '以熱治熱(이열치열)'이 있다.

④ 표본완급

표는 현상, 본은 본질이다. 표와 본은 상대적으로 말하는, 두 가지 서로 다른 개념이다. 정기와 사기로 본다면, 정기는 본이 되고 사기는 표가 된다. 병의 원인과 증상으로 본다면 원인은 본이 되고, 증상은 표가 된다. 병변 부위별로 본다면, 내장은 본이 되고, 체표는 표가 된다. 발병에서는 이전 병이 본이 되고 새로운 병은 표가 된다. 이렇게 표와 본을 구분하여 임상에서 표와 본에 대하여 병의 경과에 따라 치료를 하는데, 표와 본의 완급, 즉 질병의 중요한 증상에 의하여 구체적 절차를 결정하여야 한다. 이때 급할 때는 표를 먼저 치료하고, 급하지 않을 때는 본을 치료하며 때에 따라서는 표와 본을 동시에 치료한다.

⑤ 부정거사

부정거사는 정기를 도와 사기를 제거함으로써 질병을 치료한다는 의미이다.

## 6 　경락 생리[5]

### 1) 개념

經絡(경락)은 신체의 내부에 위치한 臟腑(장부)와 각 신체를 연결하는 기의 통로다. 특히 十二正經(십이경맥)은 臟腑(장부)와 상호 연락을 맺음으로써 臟腑(장부)와 身形(신형)을 하나로 통일시키고 있다.

### 2) 구성

經絡(경락)은 經脈(경맥)과 絡脈(낙맥)을 포괄한다.
　(1) **經脈(경맥)**: 十二經脈, 十二經別, 奇經八脈
　(2) **絡脈(낙맥)**: 十五絡脈, 孫絡, 浮絡, 血絡

### 3) 인체 명칭

頭(두) − 머리

手(수) − 팔

足(족) − 다리

項(항) − 뒷목

頸(경) − 앞목

肩(견) − 어깨

胸(흉) − 가슴

背(배) − 등

腹(복) − 배

肘(주) − 팔꿈치

腕(완) − 팔목

腰(요) − 허리

股(고) − 사타구니

---

5 『침구학 상중하』, 대한침구학회 교재편찬위원회, 집문당, 2003

膝(슬) – 무릎

踝(과) – 발목

膕(괵) – 오금

腿(퇴) – 허벅지/종아리

心窩(심와) – 심장 아래 부위

腸(장) – 장

三焦(삼초) – 6부의 하나, 구조는 없고 기능만 있음. 신체를 상중하로 나누어 하는 수액 대사 기능

心包(심포) – 무형의 장기, 심장을 둘러싼 심장의 기능

〈안면부〉

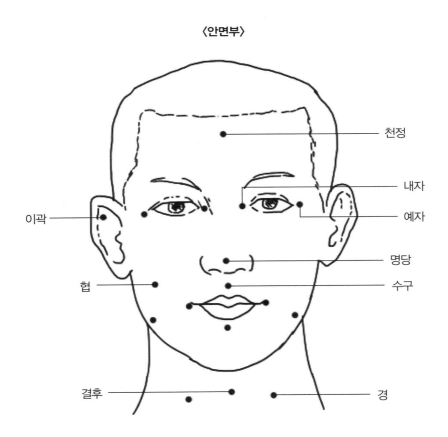

천정

내자

예자

이곽

명당

수구

협

결후

경

〈후두부〉

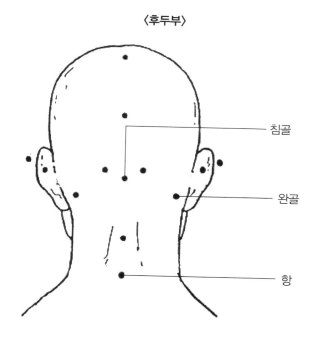

침골

완골

항

〈구간부(전면)〉

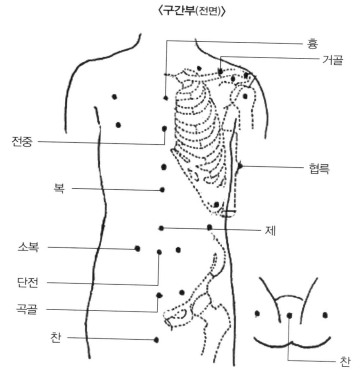

흉

거골

전중

협륵

복

제

소복

단전

곡골

찬

찬

〈상지부〉

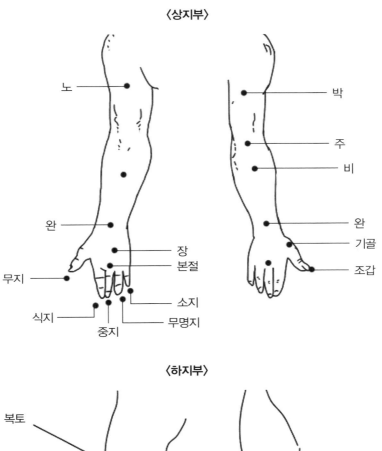

노 — 박
완 — 주
장 — 비
무지 — 본절 완
식지 — 소지 기골
중지 — 무명지 조갑

〈하지부〉

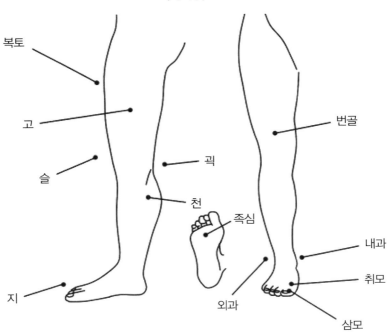

복토
고
슬
지 — 곡
천 족심
번골
내과
취모
외과 — 삼모

## 7

**경혈학**[6]

## 1) 경혈의 의의

경혈은 체내의 일정한 조직이 체표에 투영된 것으로 볼 수 있다. 그리하여 경혈은 체표에 위치하여 인체 내부 장기 및 조직과 연결되어 침구 치료의 자극점이 되며, 질병의 반응점이 된다.

## 2) 12경맥

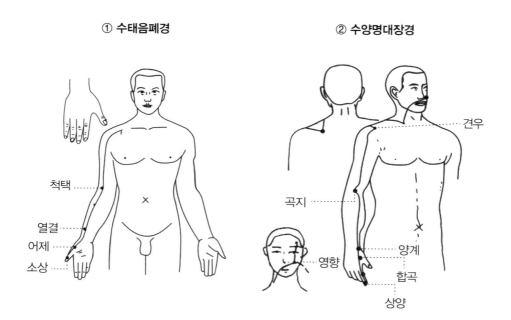

① 수태음폐경

② 수양명대장경

---

6 『침구학 상중하』, 대한침구학회 교재편찬위원회, 집문당, 2003

### ③ 족양명위경

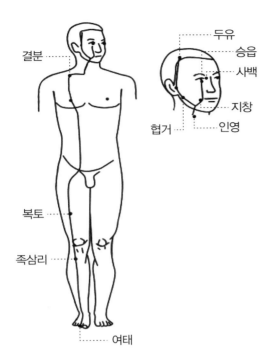

결분
두유
승읍
사백
지창
협거
인영

복토

족삼리

여태

### ④ 족태음비경

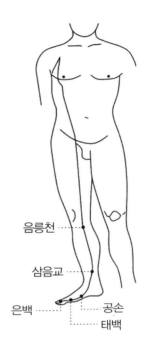

음릉천

삼음교

은백
공손
태백

### ⑤ 수소음심경

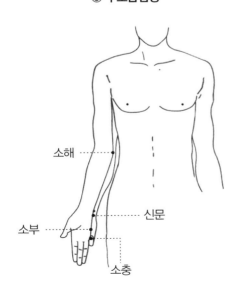

소해

신문
소부
소충

### ⑥ 수태양소장경

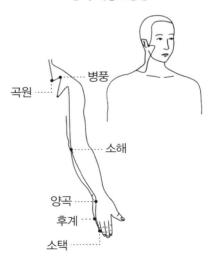

병풍
곡원

소해

양곡
후계
소택

### ⑦ 족태양방광경

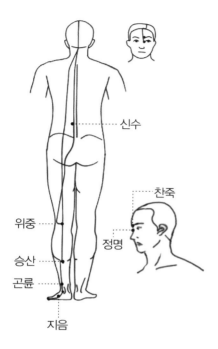

신수

위중

승산

곤륜

지음

찬죽

정명

### ⑧ 족소음신경

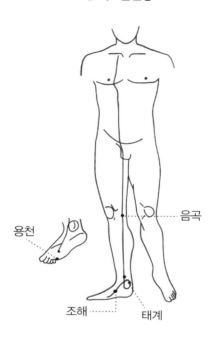

음곡

용천

조해

태계

### ⑨ 수궐음심포경

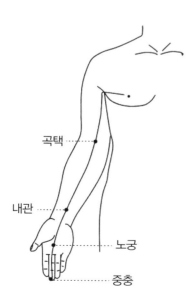

곡택

내관

노궁

중충

### ⑩ 수소양삼초경

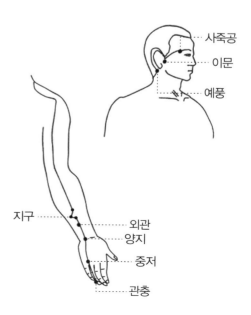

사죽공

이문

예풍

지구

외관

양지

중저

관충

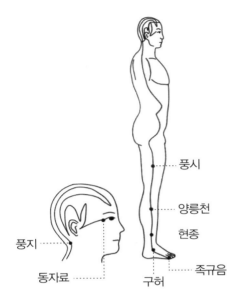

⑪ 족소양담경

풍시
양릉천
현종
족규음
구허
풍지
동자료

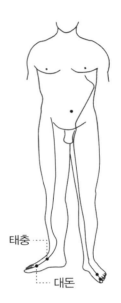

⑫ 족궐음간경

태충
대돈

① 수태음폐경(從胸走手) − 11
② 수양명대장경(종수주두) − 20
③ 족양명위경 (종두주족) − 45
④ 족태음비경(종족주복) − 21
⑤ 수소음심경(종흉주수) − 9
⑥ 수태양소장경(종수주두) − 19
⑦ 족태양방광경(종두주족) − 67
⑧ 족소음신경(종족주복) − 27
⑨ 수궐음심포경(종흉주수) − 9
⑩ 수소양삼초경(종수주두) − 23
⑪ 족소양담경(종두주족) − 44
⑫ 족궐음간경(종족주복) − 14

## 3) 기경팔맥

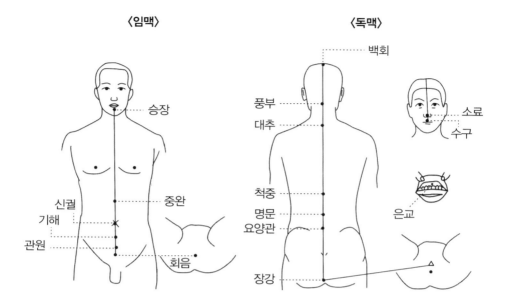

〈임맥〉

〈독맥〉

① **독맥**(장강에서 은교) − 28

② **임맥**(회음에서 승장) − 24

③ 충맥

④ 대맥

⑤ 양교맥

⑥ 음교맥

⑦ 양유맥

⑧ 음유맥


## 4) 경외기혈


## 5) 기타 − 신침법, 아시혈(천응혈)

## 6) 취혈법

### (1) 자세 중심의 취혈법

① 좌위 – 앉아서 취혈

② 앙와위 – 반듯하게 하늘 보고 누운 자세

③ 측와위 – 옆으로 누운 자세

④ 복와위 – 엎드린 자세

⑥ 기타 주의 사항

   (가) (정좌직시) – 똑바로 앉아서 고개 똑바로 한 자세

   (나) 開口(개구) – 입 벌린 자세

   (다) 拱胸(공흉) – 팔짱 낀 자세

   (라) 擧臂(거비) – 팔을 든 자세

   (마) 開胛(개갑) – 어깨 편 자세

   (바) 正坐足垂(정좌족수) – 똑바로 앉아서 다리 내린 자세

### (2) 취혈 자세 – 정확하게 혈위를 찾기 쉬운 자세를 잡되, 환자는 안전하고 편한 자세를 잡아야 한다. 그리고 아픈 곳이 주로 바깥으로 향하게 하도록 준비한다.

① 앙고식 자세 – 의자에 앉아서 하늘을 보는 자세, 주로 안면이나 목 부위 치료

② 측복식 자세 – 의자에 앉아서 옆으로 고개를 돌린 자세

③ 탁이식 자세 – 의자에 앉아서 턱을 괴는 자세

④ 부복식 자세 – 의자에 앉아서 팔꿈치를 책상에 댄 자세

⑤ 굴주앙장식 자세 – 의자에 앉아서 손바닥이 보이게 한 자세

⑥ 횡굉식 자세 – 의자에 앉아서 양손을 가슴에 모은 자세

⑦ 측와식 자세 – 옆으로 누운 자세

⑧ 앙와굴슬식 자세 – 바로 누워서 무릎에 베개를 괸 자세

⑨ 복와식 자세 – 엎드린 자세

⑶ 혈위의 위치와 취혈법

① 체표 표지

㈎ **정형적 표지** – 5관, 모발, 손발톱, 유두, 액와, 관절, 함몰부 등

㈏ **활동적 표지** – 인중, 비익, 동공, 결후, 결분, 대추, 검상돌기, 극돌기, 치골, 늑골, 견봉, 삼각근, 적백육제, snuff box, 회음, 내외과, 슬개골, 항문 등

② 골도법 – 동신촌 이용법

전후발제간 12촌, 양 두유 9초, 천돌기골 9촌, 기골 제중 8촌, 제중 치골 6.5촌, 주완 12촌, 슬과 16촌 등

③ 지촌법

중지촌 1촌, 무지촌 1촌, 일부법 3촌

④ 자침 심도 결정

⑤ 취혈 실재

자세 잡기 → 골도법으로 취혈 → 반응점 확인 → 자침 심도 조절

## 8

**침구학**[7]

## 1) 개요

### (1) 정의

鍼灸療法(침구요법)이란 음양오행설, 경락학설, 장상학설 등 한의학의 기초 이론을 근거로 체표상의 일정한 부위에 각종 침구와 조작 방법을 운용하여 물리적 자극을 주어 생체에 반응을 일으키게 함으로써 질병을 예방, 완화, 치료하는 의료 기술의 한 분야이다.

### (2) 장점

① **활용 범위가 넓다** −내과, 부인과, 소아과, 신경정신과, 외과, 오관과의 치료와 예방, 진단에 응용 가능

② 효과가 빠르고 우수하다

③ 값비싼 기구나 시설이 필요하지 않다(경제적이다)

④ 부작용이 적고 안전하다

⑤ 시술이 간편하고 배우고 익히기 쉽다

## 2) 鍼灸(침구)의 기원과 발전

砭石(폄석)에서 출발 9침으로 발전

### (1) 9침

鑱鍼(참침) 熱이 頭身에 있을 때 刺하여 陽氣를 瀉한다.

員鍼(원침) 分肉之間의 氣病에 用한다.

鍉鍼(시침) 按脈取氣하여 邪出을 主로 한다.

鋒鍼(봉침) 癰熱出血을 主로 한다. (現代의 三陵鍼)

鈹鍼(피침) 刺癰腫大 膿出(破膿腫)을 主로 한다.

---

7 『침구학 상중하』, 대한침구학회 교재편찬위원회, 집문당, 2003

員利鍼(원리침) 癰痺暴痺를 主로 한다.

毫鍼(호침) 寒熱痛痺在絡에 사용하고, 활용 범위가 넓다.

長鍼(장침) 深邪遠痺者(刺腰臀深部)를 主로 한다.

大鍼(대침) 瀉水氣不出關節.瀉機關之水한다.

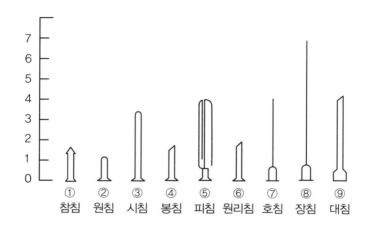

(2) **구법의 변천** – 쑥을 사용한 뜸 치료는 춘추 전국 시대부터이다. 이후 재료와
방법의 변화

(3) **부항법의 변화와 발전**

　① **도구의 변화:** 동물 뿔 → 도자기/대나무 → 동관/유리관 등으로 발전

　② **배기 방법의 변천:** 불 이용 → 끓는 물 이용 → 공기 배기법 이용

　③ **형식의 변천:**

　　㈎ **흡각 형식의 변천**(단권법 → 다권법, 유관법 → 섬관/주관법)

　　㈏ **새로운 기법 등장**(약권법, 침권법, 사혈흡각법)

**3) 毫鍼(호침)의 규격**

(1) **毫針(호침)의 구조**

針尖           鍼體(針身)        針根    針柄    針尾

針尖(침첨) – 침의 뾰족한 끝 부분

鍼體(침체) – 침첨과 침병 사이, 호침의 길이는 주로 침체를 말함

針根(침근) – 침체와 침병이 만나는 부위

針柄(침병) – 침을 손가락으로 잡는 부위, 다양한 침병이 있다

針尾(침미) – 침병의 말단, 온침 사용 부위

## (2) 호침의 규격

호침의 규격은 주로 침체의 길이와 굵기에 따라 나눈다.

가장 많이 사용되는 호침은 굵기가 0.20~0.30mm이고, 길이는 25~50mm
이다.

## (3) 호침의 선택 기준

호침의 재료로 과거에는 금, 은, 동, 철 등을 사용하였지만, 현재는 스테인리스
스틸을 많이 사용한다. 철과 동은 쉽게 산화되어 녹이 슨다. 그리고 금과 은은
무르고 가격이 비싸다.

침첨은 둥글고 무디지 않아야 하며 너무 첨예한 것은 좋지 않다. 침첨이 갈고리
모양으로 된 것은 불량품이다. 검사는 침첨을 알코올 솜에서 돌려서 빼 보는 방
법을 사용한다.

## 4) 소독과 의료 태도

## (1) 소독

① 기계 소독: 일회용 침을 사용하고, 멸균된 제품으로 나오므로 따로 소독하

지는 않는다. 다만, 포장이나 침 제품의 오염을 확인할 필요가 있다. 소독은 의료 기구의 소독에 준한다.

② **치료자의 손 소독**: 치료 전에 비눗물로 손을 씻거나 알코올 솜으로 닦은 다음 침을 조작한다.

③ **시술 부위 소독**: 자침할 부위를 소독용 알코올로 닦는다. 중심점에서 외측으로 닦는 것이 좋다. 소독용 요오드팅크를 사용한 후 다시 소독용 알코올로 닦기도 한다.

(2) **치료에 임하는 태도**

① **치료자**: 정신 집중하고 자극량, 병의 상태, 환자의 표정과 상태, 득기의 정황에 신경을 쓴다.

② **환자**: 치료에 대한 확신을 가지고, 질병에 대해 강경한 투쟁 의식이 있어야 한다.

## 5) 기초 鍼刺(침자)법
(1) 刺手(자수)**와** 押手(압수)

① 시침하는 손을 자수라고 하고, 혈위 국소를 만지는 손을 압수라고 부른다.

② 자수는 무지, 식지, 중지로 침병을 잡고, 약지로 침체를 받쳐서 침첨이 신속히 피부를 뚫게 한다.

③ 압수는 혈위를 고정하고, 진침 시 통증을 감소시키며, 침체를 지탱하여 동요나 만곡을 방지한다.

(2) 進針法(진침법)

① **쌍수 진침법** – 양손을 이용하여 진침하는 법으로 지절진침법, 협지진침법, 서장진침법, 척취진침법 등이 있다.

② **단수 진침법** – 한 손으로 진침하는 법

③ **관침 진침법** – 침관을 이용하여 진침하는 법

(3) **자침 각도와 깊이**

각도, 방향, 깊이에 주의한다.

　① **각도** – 형위의 부위와 침이 도달해야 할 조직 상태를 결합하여 결정한다.

　　直刺(직자) – 피부와 자침 방향이 90도

　　斜刺(사자) – 피부와 자침 방향이 30~60도

　　橫刺(횡자) – 피부와 자침 방향이 15도 내외

　② **심도** – 조직과 질병 상태, 감응의 정도, 내부 장기 유무에 따라 결정

(4) **得氣(득기)와 行氣(행기)**

　① **득기** – 득기가 되면 환자는 酸麻重脹(산마중창) 감각을 느낀다. 득기가 안 되면 치료자는 공허한 감각을 느끼는데, 취혈 실패나 환자의 체질 허약 등이 원인이다.

　② **행기** – 자침 감응이 일정한 부위를 향해 확산되는 현상이다.

(5) **침자법** – 자침의 기본 동작으로 득기나 자극을 주는 방법이다.

　① **제삽법** – 침첨을 일정 깊이까지 자입한 후, 침을 깊게 또는 얕게 왕복하면서 자극을 주는 방법이다.

　② **염전법** – 일정 깊이로 자입한 후 침병을 돌려주는 방법이다.

　③ **득기법** – 간헐운침법(득기 후 유침)과 지속운침법(계속 득기 유도)이 있다.

　④ **기타** 彈(탄)**법**(자극을 위해 손가락으로 튕기는 방법), 刮(괄)**법**(침병 긁는 법), 動(동)**법**(침병을 잡고 흔드는 방법) 등이 있다.

(6) **留鍼(유침)과 拔鍼(발침)**

　① 유침 시간은 대개 수 분~1시간 정도이다. 20분 내외로 유침하는 경우가 많다. 어떤 경우에는 유침을 하지 않기도 한다.

　② 발침은 소독 솜으로 발침 부위를 누르면서 가볍게 출침한다. 심자의 경우 처음에는 천천히 발침하고, 피부 가까이에 도달하면 빠르게 발침한다. 천

자의 경우 빠르게 발침한다. 발침 후 출혈이 있거나 출혈로 피부가 부어오른 경우 비비지 말고 가만히 5분 정도 누르면 지혈이 된다.

## 6) 자극 부위에 따른 자침법

최근 기구와 조작 방법이 발전하여 한의학적 이론을 바탕으로 새로운 치료법들이 개발되었다. 침구학의 새로운 방법들은 크게 4가지 범주로 나누어 생각할 수 있다.

① 자극 부위에 따른 자침법의 발전으로, 인체 특정 부위에 인체가 투영되었다고 생각하여 그 특정 부위의 일정 경혈을 자극하는 방법이다. 면침, 비침, 수침, 족침, 수지침, 이침, 두침 등이 있다. 이런 요법들을 분구미세침 요법이라고 부른다.

② 기구의 발달과 용도에 따른 침의 변천 및 조작 방법의 발전으로 새로운 혈위의 자극 방법에 따른 자침법이 생겼다. 피부침, 도침, 시침, 피내침, 거침법, 망침법, 온침법, 화침법, 전침법, 투침법, 자락법 등이 있다.

③ 경혈에 물리 화학적인 자극을 사용하는 방법도 개발되었다. 약침 요법, 적외선 조사법, 레이저 침법 등이 있다.

④ 경혈 외과 치료법으로 도침 요법, 할치 요법, 소침도 요법, 매선 요법, 결찰 요법 등이 있다.

### (1) 이침 요법

#### ① 이침 개요

耳針은 귓바퀴에 자침하여 인체 각 부위의 질병을 치료하는 분구 침법으로 1975년 프랑스 의사인 Paul Nogier가 발표하여 시작되었다. 귀의 해부학적 특징과 모양이 태아의 드러누운 형상과 유사하다는 점에 착안하였다.

② 귓바퀴 표면의 구조와 명칭

---

1. 耳輪 – 귓바퀴의 바깥 부분

2. 耳輪脚 – 이륜이 귀구멍 쪽으로 깊이 들어가 있는 횡행돌기부

3. 耳輪結節(耳介結節) – 이륜 후상부의 약간 돌기된 부분

4. 對耳輪(對輪) – 이륜 내측에 융기된 부분으로 위에서 2개로 갈라짐

5. 對耳輪上脚(上對輪脚) – 대이륜이 위로 분지된 부분

6. 對耳輪下脚(下對輪脚) – 대이륜이 아래로 분지된 부분

7. 三角窩 – 대이륜의 상각과 하각 사이에 삼각형을 이루는 함요부

8. 耳舟(舟上窩) – 이륜과 대이륜 사이의 함요부

9. 耳珠(耳屏) – 이개전면의 판상융기부

10. 珠上切痕(屏上切痕, 前切痕) – 이주상연과 이륜부 사이의 함요부

11. 對珠 (對耳珠, 對耳屏) – 대이륜 이부에 이병과 상대되는 융기부

12. 珠間切痕(屏間切痕) – 이주와 대이주 사이의 함요부

13. 耳垂 – 이곽 하부의 연골이 없이 늘어진 부위

14. 耳甲艇(耳甲窩. 耳甲介舟) – 이륜각 위쪽의 이강부

15. 耳甲腔(耳甲介腔) – 이륜각 아래의 이강 부위(외이도 포함)

16. 耳輪尾 – 이륜 아래 연골이 없는 연구부

17. 輪屏切痕 – 대이륜과 대이병 사이의 함요부

18. 耳背(耳介背部) – 귀의 뒷부분

---

③ 耳廓과 人體의 相應關係

㈎ 耳垂 – 안면

㈏ 對耳屏 – 머리

㈐ 對耳輪 – 등, 척추

㈑ 對耳輪上.下脚 – 엉덩이, 하지

㈒ 舟狀窩 – 상지

㈓ 三角窩 – 골반, 생식기

㈔ 耳甲艇.腔 – 흉·복강부 장기

㈎ 耳廓背面 – 배부(등), 구간, 안면

④ 耳穴

㈎ **압통점 탐사법** – 압통봉 이용

㈏ **육안적 관찰** – 이개의 외형과 색 변화 관찰, 병리 반응으로 색, 형태, 구진, 인설이 발생한다.

㈐ **전기 저항 측정** – 정상인의 전기 저항은 약 100만 오옴인데, 질환이 있으면 저하된다.

⑤ **이혈의 위치 및 효능**

이혈의 위치는 아래 그림과 같고 효능은 생략함

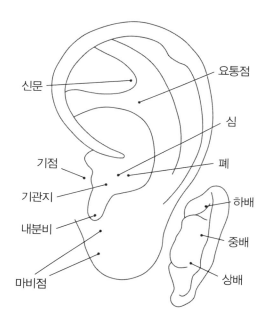

⑥ 耳針禁忌

㈎ 임신한 사람

㈏ 과로, 飢餓(기아), 신체 허약자 및 심한 빈혈 환자

㈐ 이곽 염증이나 감염

㈑ 이혈에 절흔이나 조직 변형

(2) 면침 요법

① 面鍼의 형성

면침, 비침, 수지침 등은 인체는 소우주이며, 사람 안 일부에 사람이 들어 있다는 小人相法(소인상법)에 기초하여 형성된 것이다. 얼굴에는 혈관이 많이 분포하므로 얼굴, 코, 안와 부위 침 치료는 멍이 들기 쉽다.

〈 面穴의 部位와 取穴法 〉

| 部位 | 穴名 | 位置 |
|---|---|---|
| 額. 鼻. 上脣<br>의 正中 | 首面 | 額의 正中部, 眉間과 前髮際正中을 잇는 선상 위에서 1/3의 교점 |
| | 咽候 | 眉間과 前髮際正中을 잇는 선상 下에서 1/3의 교점. 즉 首面點과 肺點을 잇는 선의 중점 |
| | 肺(印堂) | 兩眉의 內側端을 잇는 선의 중점 |
| | 心(山根) | 鼻梁骨의 가장 낮은 곳. 兩眼의 目內를 잇는 선의 중점 |
| | 肝 | 鼻梁骨의 最高點의 下方, 鼻를 통하는 정중선과 兩頰骨을 잇는 선의 교우점. 즉 心點과 脾點을 잇는 선의 중점 |
| | 脾(素) | 鼻尖의 上方, 鼻端 準頭의 上緣 正中處 |
| | 子宮膀胱<br>(人中) | 人中溝의 上部, 人中溝의 上에서 1/3부위 |
| 鼻. 眼. 口傍 | 膽 | 鼻梁骨外緣의 약간 下方, 肝點의 兩方으로, 目內의 直下, 鼻梁骨의 下緣處 |
| | 胃 | 鼻翼中央의 약간 上方, 脾點의 兩方으로,膽點의 直下, 兩線의 交叉點 |
| | 膺乳(睛明) | 目內의 약간 上方, 鼻梁骨外緣의 陷凹部 |
| | 股里(地倉) | 口角傍의 5分, 上下脣의 吻合處 |
| 頰骨部 | 小腸 | 頰骨의 內側線, 肝. 膽과 同一한 水平線上 |
| | 大腸 | 目外의 直下方, 頰骨의 下線 |
| | 肩 | 目外의 直下方, 頰骨의 下線 |
| | 臂 | 頰骨의 後上方, 肩點의 後方, 頰骨弓의 上緣 |
| | 手 | 頰骨의 後下方, 臂點의 下方, 頰骨弓의 下緣 |

| 類部 | 腎 | 鼻翼을 通하는 水平線과 太陽穴을 通하는 垂直線과의 交叉點 |
|---|---|---|
| | 臍 | 腎點의 下方 約 7분處 |
| | 背(聽宮) | 耳珠의 前方, 耳珠內側과 顎關節 사이 |
| | 股 | 耳垂와 下顎角을 잇는 線의 上에서 1/3部位 |
| | 膝 | 耳垂와 下顎角을 잇는 線의 下에서 1/3部位 |
| | 膝(頰車) | 下顎角 上方의 陷凹部 |
| | 脛 | 下顎角의 前方, 下顎骨의 上緣 |
| | 足 | 脛點의 前方, 目外 의 直下方, 下顎骨의 上鉛 |

※ 面部에서 多用 穴: 肺心점, 股관절, 膝관절 부위

② 면침에서 사용되는 穴

(가) 肺心

　面針에서 제일 중요하고 많이 사용하는 혈, 불면증이나 흥분할 때(진정이 안될 때) 肺心을 향하여 아래로 내려준다.

　동씨침의 鎭靜穴(진정혈)과 같다. (불면, 진정이 안 될 때 쓴다)

　面針麻醉(면침 마취)의 기본혈이다.

(나) 脾(素)

　술 깨려고 할 때 사용한다.

　尾骨痛(미골통)에 사용한다(小人相法에서 꼬리뼈에 해당).

　장강을 놓을 때처럼 쑥 자입한다.

(다) 子宮膀胱(人中)

　여성의 비뇨생식기 이상으로 인한 요통에 쓸 수 있다.

　人中(인중), 承漿(승장)을 쓰는 경우가 많다.

(라) 股里(地倉)

　동씨침의 七快(칠쾌) 부위. 尿路結石(요로결석)에 좋다.

(마) 腎

동씨침의 마금수. 마쾌수와 부위가 비슷하다. 신, 방광 결석에 좋다.

(바) 膝

무릎 관절염에 하악각에 자침하면 특효다.


(3) 두침 요법

① 두침 요법 개요

두침은 두피에서 대뇌피질의 기능 영역에 상응한 반응 구역을 구분하고, 그곳에 침 자극을 하여 질병을 치료하는 치료법이다. 두침은 침구학 이론을 바탕으로 현대 의학의 신경 해부 생리학 지식을 결부시켰다는 의미가 있다. 두침에서 한 자극구의 치료 범위가 넓은 반면, 임상 치료에 쓰이는 자극구 수가 상대적으로 적다. 두침 요법은 배우기 쉽고 치료 효과가 빨리 나타난다. 특히 중풍 치료에 치료 효과가 좋다.

② 두침 요법의 특징

(가) 선혈 원칙

㉠ 편측의 지체 문제 질환에는 일반적으로 반대 측의 자극구를 사용한다.

㉡ 머리에 혈위가 있는 질병에는 대표 자극구를 위주로 하고 유관한 대표 자극구를 배합한다.

(나) 조작 방법

㉠ 침은 0.25~30mm, 0.30~30mm, 경우에 따라 0.25~40mm, 0.30~40mm

㉡ 유침 시간은 20~30분이 적당하다.

㉢ 체위는 와위를 원칙으로 하되 때에 따라 좌위를 선택한다.

㉣ 침과 두피의 각도를 약 15~30도로 하여 진침한다.

㉤ 침은 제삽하지 말 것

㉥ 매분 200회 이상 좌우 염전, 1~3분간 염전을 지속한 후, 5~10분간 유침한다.(염전은 유침 시간 동안 2~3회 시행)

㉦ 발침 시 혈자리를 눌러서 출혈을 방지한다.

㈐ 치료 주기

자침 횟수가 많아짐에 따라 치료 효과가 떨어지는 현상을 피로 현상이
라 한다. 일반적으로 매일 1회씩 자침하고 10회를 한 치료 주기로 하
며, 3~5일간 휴식한 후 다음 치료 주기를 시행한다. 두침만으로 모든
것을 치료하려고 하지 말고 일반 침과 병행해주는 것이 좋다. 특히 머
리에 침을 놓아 환자에게 공포감이 오기 쉬우므로 미리 잘 설명해주어
야 한다.

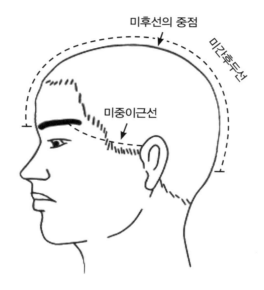

③ 두침 요법의 자극구

1. 운동구

위치 - 운동구의 폭은 1.5cm이다. 운동구의 상 1/5은 상운동구, 중 2/5
는 중운동구, 하 2/5는 하운동구이다.

2. 감각구

위치 - 운동구로부터 뒤로 평행하게 1.5cm 이동하고 폭은 1.5cm이다. 감

각구의 상 1/5은 상감각구, 중 2/5는 중감각구, 하 2/5는 하감각구이다.

## 3. 무도진전제어구
위치 - 운동구로부터 앞으로 평행하게 1.5cm 이동하고 폭은 1cm이다.

## 4. 혈관 운동구
위치 - 운동구로부터 평행하게 앞으로 3cm 이동한 선으로 폭은 1.5cm이다.

## 5. 정감구
위치 - 운동구로부터 평행하게 앞으로 4.5cm 이동하고 폭은 1.5cm이다.

## 6. 정신구
위치 - 미후선상에서 전발제위로 5cm 되는 곳에서 좌우로 미후선에 수직되게 그은 4cm 길이의 선을 축으로 하고 폭은 1.5cm이다.

## 7. 전운동구
위치 - 미후선상에서 미후선의 중점 앞 4cm 되는 곳에서 뒤로 그은 4cm 길이의 선을 중심축으로 하고 중전운동구라 부르며, 그 좌우에서 외측으로 각각 1.5cm 물러 나온 4cm 길이의 평행선을 축으로 하고 좌전 운동구, 우전 운동구라 한다. 각 운동구의 폭은 1.5cm이다.

## 8. 정중구
위치 - 미후선의 중점에서 미후선을 따라 뒤로 그은 3cm 길이의 선을 축으로 폭은 1cm이다.

## 9. 정후구
위치 - 미후선상에서 정중구 후단과 중시구 상단을 이은 연결선을 축으로 넓이는 1cm이다. 이등분하여 상 1/2은 상정후구, 하 1/2은 하정후구이다.


## 10. 중시구
위치 — 위후두융기로부터 미후선을 따라 상방으로 그은 4cm 길이의 선을 축으로 하고 폭은 1cm이다.


## 11. 시구
위치 — 외후두융기로부터 좌우로 수평 하게 1cm 물러 나와 다시 미후선에 평행하게 상방으로 그은 4cm 길이의 선을 축으로 하고 넓이는 1cm다.


## 12. 평형구
위치 — 외후두융기 정점에서 좌우로 수평 하게 3.5cm 물러 나와 다시 하방으로 미후선에 평행하게 그은 3cm 길이의 선을 축으로 하고 폭은 1cm이다.


## 13. 평형하구
위치 — 평형구 하단으로부터 하방으로 그은 2cm 길이의 연장선을 축으로 하고 폭은 1cm이다.


## 14. 액중구
위치 — 미후선상에서 전발제(명확치 않을 때 미간 중점에서 위로 6cm 지점을 기준)로부터 상하 각각 2cm 되게 취한 직선을 축으로 하고 폭은 1cm이다.


## 15. 액상구
위치 — 미후선상에서 전발제상방 2cm 되는 곳(액중구 상단)과 중전 운동구 전단을 잇는 연결선(약 4cm)을 축으로 하고 폭은 1cm이다.


## 16. 액하구

위치 – 미후선상에서 전발제하 2cm 되는 곳(액중구 하단)으로부터 미간 중점을 연결하는 선(약 4cm)을 축으로 하고 폭은 1cm이다.

## 17. 위구
위치 – 두 눈을 똑바로 뜨고 앞을 볼 때 동공 직상방의 전발제(액중구로부터 옆으로 약 3cm)로부터 상방으로 미후선에 평행하게 그은 2cm 길이의 직선을 축으로 하고 폭은 1cm이다.

## 18. 간담구
위치 – 위구 하단으로부터 직하방으로 그은 2cm 길이의 연장선을 축으로 하고 폭은 1cm이다.

## 19. 흉강구
위치 – 전발제에서 액중구와 위구 연결선의 중점(액중구로부터 옆으로 약 1.5cm)으로부터 미후선에 평행하게 상하로 각각 2cm 길이로 그은 직선(총 길이 4cm)을 축으로 하고 폭은 1cm이다.

## 20. 흉상구
위치 – 흉강구 상단에서 상방으로 그은 4cm 길이의 연장선을 축으로 하고 폭은 1cm이다.

## 21. 생식구
위치 – 액각(전발제가 좌우 양단 하방으로 구부러지는 곳)의 발제(액각의 발제가 뚜렷하지 않을 경우 눈썹 외 측단에서 외후방으로 1cm 수평 이동한 곳으로부터 직상방 6cm 되는 곳을 기준으로 한다.)로부터 미후선에 평행하게 상방으로 그은 2cm 길이의 선을 축으로 하고 폭은 1cm이다.

## 22. 장구

위치 – 생식구 하단으로부터 직하방으로 그은 2cm 길이의 연장선을 축으로 하고 폭은 1cm이다.

## 23. 족운동 감각구

위치 – 미후선의 중점에서 좌우 외측으로 각각 1cm 물러 나와 다시 뒤로 미후선에 평행하게 그은 3cm 길이의 선(정중구 좌우 1cm 밖의 3cm 길이의 평행선)을 축으로 하고 폭은 1cm이다.

## 24. 견운동 감각구

위치 – 미후선의 중점에서 좌우 외측으로 각각 2cm 물러 나와 다시 뒤로 미후선에 평행하게 그은 3cm 길이의 선(족운동감각구 좌우 1cm 밖의 3cm 길이의 평행선)을 축으로 하고 폭은 1cm이다.

## 25. 운용구

위치 – 두정결절을 기점으로 하여 유양돌기의 중심 방향으로 3cm 되게 한 선을 긋고 그 전후에 40도의 협각이 되도록 각각 3cm를 긋는다. 이 3 선을 축으로 하고 폭은 각각 10도이다.

## 26. 언어 2구

위치 – 두정결절로부터 미후선에 평행되게 후하방으로 2cm 옮긴 곳으로부터 다시 미후선에 평행하게 아래로 그은 3cm 길이의 선을 축으로 하고 폭은 1cm이다.

## 27. 언어 3구

위치 – 이첨 직상방 1.5cm 되는 곳에서 뒤로 그은 4cm 길이의 수평선을 축으로 하고 폭은 0.5cm이다. 그의 전반부 2cm 길이의 구역은 훈청구의 후반부와 서로 중첩된다.

## 28. 훈청구

위치 – 이첨 직상방 1.5cm 되는 곳에서 전후로 각각 2cm 되게 그은 4cm
길이의 수평선을 축으로 하고 폭은 0.5cm이다. 후반부 2cm 구역은 언어
3구의 전반부와 서로 중첩된다.

## 29. 측두 1구

위치 – 액각발제로부터 외후방으로 4cm 수평 이동한 곳을 상점으로 하
고 동 측 이첨 높이의 두피에서 아래 점을 취하여 상하 두 점을 연결한다.
이 연결선이 측두 1구의 축이 된다. 길이는 4cm, 폭은 1cm이다.

## 30. 측두 2구

위치 – 이첨 높이에서 앞으로 그은 3cm 길이의 수평선을 축으로 하고 폭
은 0.5cm이다.

## 31. 측두 3구

위치 – 이첨 높이에서 뒤로 그은 3cm 길이의 수평선을 축으로 하고 폭은
0.5cm이다.

## 32. 측두 3침

위치 – 이첨 직상방 4cm 되는 곳을 한 점으로 하고 그로부터 전후 2cm
수평 이동한 곳을 각각 다른 한 점으로 한다. 그다음 세 점으로부터 하
방으로 서로 평행하게 4cm 길이의 수직선을 긋는다. 이 3선을 각각 축
으로 하고 그 폭은 각각 0.5cm이다. 침 3대를 측두부에 가지런히 자침
한다.

⑷ 수지침 요법

① 개요

원래 명칭은 고려수지침술이다. 손목에서 손끝까지 손에서만 345개의 자극처를 정하여 세침으로 1mm 정도의 자극을 주어 질병을 치료한다. 침 이외에 자석, 약석, 압봉이나 뜸으로 자극하기도 한다.

손에는 전신에 해당하는 부위가 있어서, 질병이 발생하면 해당되는 부위에 여러 가지 반응점이 나타난다. 이 반응점을 자극하여 질병을 치료한다는 개념이다. 또한 손에서 14개의 기맥을 발견하여 오장육부의 기능을 조절하여 해당 장부의 질병 치료에 응용한다.

② 상응 요법

상응 압통점, 상응 긴장대, 상응 응결점이 있어서 그 상응 부위를 찾아서 적당한 자극을 준다.

③ 처방 원칙

㈎ 상응 부위

상응 부위는 전신과 손의 연관에서 나온다.

손의 안쪽은 인체의 전면, 손의 바깥쪽은 인체의 후면이다. 손의 중지는 인체의 머리이다. 제2, 4지는 인체의 상지에 배속되고, 제1, 5지는 인체의 하지에 배속된다.

손바닥은 복부, 손등은 등이 상응 부위이다. 손바닥의 정중선과 손등의 정중선은 임맥과 독맥에 해당된다.

손바닥에는 각 내장기의 반응이 나타나고 손등에는 척추의 반응이 나타난다.

㈏ 좌우배속

좌측병의 경우 먼저 왼쪽 손을 치료하고, 치료가 안 되면 오른쪽 손을 치료한다.

### 7) 자극 방법에 따른 자침법

고전 침구 침자법의 응용 및 발전으로 발생한 침자법으로 피내침 요법, 화침 요법, 망침 요법, 시침 요법, 온침 요법, 자락 요법 등이 있다.

신침구 침자법으로 불리는 자극 방법에 따른 자침법은 전침 요법, 혈위 전기자극 요법, 혈위 광선 요법, 혈위 음파 요법, 혈위 냉온 요법 등이 있고, 혈위에 약물을 주입하는 약침 요법도 있다.

#### (1) 피내침 요법

① 피내침 요법 개요

피내침 요법은 특수하게 제작된 작은 침을 혈위의 피부에 부착하여 오랫동안 혈위를 자극하는 방법인데, 매침이라고 부르기도 한다. 임상에서는 이침 요법에서 많이 사용한다.

② 피내침은 과립식과 압정식이 있다.

③ 주의 사항

㈎ 매회 1~2혈을 취한다. 일반적으로 한쪽씩 취혈하며, 번갈아가며 양쪽을 치료한다.

㈏ 매침 시에는 팔다리 활동으로 방해가 되지 않는 곳, 그리고 고정하기 쉬운 곳으로 선택한다.

㈐ 매침 후에 환자가 통증을 느끼거나 팔다리 활동에 장애가 될 경우에는 발침하여 다시 시술한다.

㈑ 소독에 주의하고 여름에는 감염을 방지하기 위해 장시간 매침을 피한다.

#### (2) 화침 요법

① 개요

화침 요법은 침을 자침 전에 불에 달군 후 인체의 경혈에 자입하여 질병을 치유하는 방법이다. 침을 달구는 불은 일반적으로 알코올램프를 사용한다.

② 치료 원리

㈎ 火의 기운을 빌려 양기를 북돋운다.

㈏ 화의 기운을 빌려 경혈과 경락의 문을 열어 어혈과 농, 담음, 습기 등의 사기를 배출시킨다.

㈐ 화기를 빌려 열독을 밖으로 배출시켜준다. (이열인열)

③ 주의 사항

㈎ 얼굴에 사용할 때는 신중해야 한다.

㈏ 침은 반드시 붉게 달구어야 한다.

㈐ 자침과 발침을 빨리해야 하며, 깊이를 정확하게 하여야 한다.

㈑ 혈관, 인대, 신경, 내장을 피해야 한다.

㈒ 소독을 엄격하게 하고, 침 맞은 자리를 보호함으로써 감염을 방지한다.

㈓ 배수혈에 자침한 경우, 아물지 않았는데 다시 자침하지 않아야 한다.

㈔ 화침은 자극이 강하므로 체질 허약자나 임산부에게는 사용하지 않아야 한다.

⑶ 시침 요법

① 개요

시침은 고대 9침의 하나로서 경혈, 피부 표면을 누르는 데 사용하였다. 그 원리는 피부와 경락과의 관계를 이용하여 기혈을 소통하는 방법이다.

② 침구와 용법

시침은 주로 굵은 스테인리스로 만들며 침점이 둥글어 피부에 자입하지 않고, 혈위를 눌러주기만 한다.

③ 조작 방법

주로 맥이 약하거나 허약한 사람, 임산부, 신경성 질환에 많이 응용한다. 일반적으로 10회를 한 번의 치료 기간으로 삼는다.

⑷ 피부침 요법

① 개요

피부침 요법은 여러 개의 침을 얕게 찌르는 방법인데, 피부만 자극하는 것이다. 침 개수에 따라 7성침, 매화침, 원통형 피부침(롤러식) 등이 있다. 어린이에게 많이 사용하여 소아침이라고 부르기도 한다.

② 조작 방법

㈎ 고자

치료 부위를 소독한 후 오른손으로 침병을 쥐고 두 번째 손가락으로 침병 윗부분을 누른 다음 손목의 탄력을 이용하여 반복적으로 두드린다. 가상의 선을 생각하여 두드리기도 하고, 일정한 범위를 정하여 두드리기도 하며 어느 한 점을 중점적으로 두드리는 방법도 있다.

㈏ 전자

특수하게 만들어진 원통형 피부침을 사용하여 피부에 일정 부위를 왕복시켜 자극을 가한다.

③ 치료 기간

매일 혹은 2일에 1회씩 시술하며 만성병은 10~15회 치료한다.

④ 주의 사항

㈎ 고자법으로 치료할 때는 침첨이 수직이 되게 한다. 침첨이 경사지거나 눌리거나 하면 환자에게 필요없는 고통을 주게 된다.

㈏ 전자법은 움푹 들어간 피부 부위는 주의한다.

㈐ 치료는 출혈이 안 될 정도로 하며 고자의 순서는 대개 위에서 아래로, 안에서 바깥으로 한다.

㈑ 피부에 궤양이나 손상이 있을 때는 피부침을 사용하지 않는다. 급성 감염증에는 사용하지 않는다.


⑸ 온침 요법

① 개요

온침 요법은 호침을 자입한 다음 침미에 쑥을 붙이고 태워서 열을 가하는 치료 방법이다.

② 조작 방법

먼저 진침하여 일정한 심도에 이르러 보사기법을 시행한 후에 유침한다. 그후 침미에 대추 크기의 쑥을 붙여서 불을 붙인다. 쑥이 탈 때 떨어지지 않도록 쑥 부착에 신경을 기울여야 한다.

③ 적응증

각종 풍습으로 인한 관절 질환, 찬 기운으로 인한 질병에 사용한다. 그러나 열성 질환에는 좋지 않다.

④ 주의 사항

㈎ 침미에 쑥을 부착할 때는 단단히 부착하여 피부나 옷을 태우는 일이 없도록 한다.

㈏ 만약 불붙은 쑥이 떨어지면 곧 바닥으로 불어 떨어뜨리거나 꺼야 한다. 그리고 환자에게는 자세를 바꾸지 않도록 주의를 시켜 나머지 불똥이 또 떨어지지 않도록 신경을 쓴다.

㈐ 그 쑥은 아래에서 불을 붙여야 한다.


⑹ 자락 요법

① 개요

팔다리의 말단 부위에 생긴 말초 혈행 장애를 개선하여 전신의 혈액 순환을 순조롭게 하는 방법으로 치료를 도모한다. 방혈 요법이라고 부르기도 한다. 고대의 봉침이 발전하여 삼릉침이 되었다.

② 조작 방법

㈎ 점자

삼릉침을 손에 쥐고 자락이 필요한 부위에 신속히 자극하여 출혈을 유도한다. 발침 후에 혈액이 잘 나오도록 가볍게 누르기도 한다. 목표한 만큼 배출이 되면 소독 솜으로 소독과 지혈을 한다.

㈏ **도자**

삼릉침으로 작은 혈관을 터트려 소량의 혈액을 짜내는 방법이다. 귀 뒷부분이나 흉배부(가슴과 등)의 락맥을 사혈하는 데 사용한다.

㈐ **총자**

삼릉침이나 피부침을 사용하여 작은 부위를 집중적으로 점자하거나 세게 두드려서 출혈시키는 방법이다.

㈑ **산자**

피부침을 사용하여 비교적 큰 면적을 세게 두드리거나 차침을 전자한다.

③ 자락 요법의 작용

㈎ **청열사화** – 열을 식히고 불을 끈다.

㈏ **거어통락** – 어혈을 제거하고 경락을 소통시킨다.

㈐ **개규성신** – 막힌 곳을 뚫어서 정신을 돌게 한다.

㈑ **해독소종** – 독을 제거하여 부기를 가라앉힌다. 해충이나 독사에 물렸을 때도 이 방법을 사용한다.

⑺ **전침 요법**

① 개요

전침 요법이란 두 개 이상의 경혈에 자침한 후 침병에 약한 전류를 통과시켜 침 자극과 함께 전기적 자극을 주어 질병을 치료하는 방법이다.

② 장점

㈎ 전침 요법은 수기법과 달라 전기 자극을 쉽게 조절할 수 있으며 자극을 재현성 있게 반복해서 할 수 있다.

㈏ 주파수를 조절하여 여러 가지 생리적인 효과를 도출하므로 치료가 더 구체적이고 특수할 수 있다.

㈐ 진통 효과가 우수하다.

③ 조작 방법

저주파수는 자극 효과와 만성 통증 및 침술 마취에 사용하고 고주파수는 급성 통증에 사용한다.

④ 주의 사항

㉮ 심박동 조절기를 사용하는 환자

㉯ 심장 부위를 지나서는 안 된다.

㉰ 안정된 상태에서 전침 요법을 사용해야 한다.

㉱ 전침은 강렬한 근수축을 유도하므로 침이 휘거나 끊어지지 않도록 신경 써야 한다.

㉲ 처음에는 자극 강도를 약하게 하고 이후 점차 자극 강도를 높이도록 한다.

㉳ 직류를 사용하는 경우에는 화상에 주의한다.

⑻ 혈위 전기 자극 요법

① 개요

전기 에너지를 생성하는 치료기로 침 자극을 대신하여 경혈이나 그 주변 피부를 자극하는 방법이다.

② 종류

㉮ 직류 전기 요법

㉯ 감응 전기 요법

㉰ 전기 흥분 요법

전기 흥분 요법은 감음 전기 요법과 직류 전기 요법을 종합적으로 사용한 방법이다.

㉱ 저주파 맥충전기 혈위 요법

㉲ 공명 전기 스파크 요법

㉳ 혈위 강전기 자극 요법

㉴ 경락도평 요법

⑼ 혈위 자기 요법

① 개요

혈위 자기 요법은 인체의 경락 혈위에 자기장의 작용을 운용하여 질병을 치료하는 방법이다. 자기장으로 혈위를 자극하면 주로 진통, 진정, 강압, 소종, 소염 작용을 한다.

② 조작 방법

혈위 자기 요법은 크게 정자법과 동자법으로 나뉜다. 정자법은 자석을 혈위 표면에 부착하여 일정한 자기장이 형성되도록 하는 방법이다. 동자법은 자기장을 발생시키는 치료기를 이용하여 매회 20분씩 15회 정도 시술한다.

③ 주의 사항

㈎ 몸이 차거나 허한 사람은 오심, 구토, 심계 등의 증상이 생기기도 한다.

㈏ 부착하는 자석의 경우 오래 사용할 때 땀으로 자석이 녹이 슬 수 있으므로 주의한다.

㈐ 자석이나 자기장 치료기는 시계 등의 정밀 기기를 가까이 두지 않아야 한다.

㈑ 자성 재료는 고온으로 소독하면 안 되고 소독용 알코올로 소독한다.

㈒ 임산부와 월경기 환자는 아랫배에 자기장 치료를 하지 않는다. 심장박동기, 저혈압, 체질 허약자의 경우 주의한다.


⑽ 혈위 광선 요법

① 개요

혈위에 광선을 조사하여 치료하는 방법인데, 광선은 레이저, 적외선, 자외선 등이 있다.

② 레이저침 요법

㈎ 레이저 광선 요법은 통증을 느끼지 않아 노인이나 어린이에게도 쉽게 치료할 수 있다. 소염, 진정, 항과민신경 계통의 기능 조정, 혈관 확장을 통한 혈액 순환의 개선, 신진대사의 촉진을 한다.

레이저를 이용하면 골수의 조혈 기능이 활성화되고 상처 입은 피부의 재생이 촉진되며 손상된 신경을 재생한다고 한다.

(나) 치료자는 레이저 보안경을 반드시 착용하여야 한다. 그리고 이산화탄소나 아르곤 레이저와 같이 출력이 큰 경우는 조사 시간을 제한하여야 한다.

③ 혈위 적외선 조사법

(가) 주로 원적외선을 사용한다. 적외선의 열복사를 이용하여 경혈 부위나 병변 부위의 압통점에 작용하여 온열 효과로 소통 경락 부정거사의 작용을 한다. 적외선 조사를 한 근육 조직은 온도가 상승하여 모세혈관이 확장되며 혈액 순환이 빨라져서 어혈을 제거하고 병리적 대사 산물의 흡수를 촉진한다. 감각 신경의 이상 흥분을 억제하여 진통 작용이 있을 뿐만 아니라 자율신경을 조정하여 평활근의 경련을 해소하고 조직의 재생 능력과 세포의 활력을 증가시키며 상처 회복을 촉진한다.

(나) 주의 사항으로 치료 중 환자가 화상을 입지 않도록 주의한다. 특히 눈에 광선이 조사되어 손상을 입지 않도록 신경 쓴다.

④ 혈위 자외선 조사 요법

(가) 혈위 자외선 조사 요법은 인공 자외선을 인체 혈위에 조사하여 소통경락, 청열해독, 소종지통하는 치료법이다. 조사 부위에 혈액 순환을 촉진하고 조직 세포 대사를 개선한다. 염증을 제거한다. 상처 회복을 촉진한다. 진통 작용이 있다. 항알러지 작용, 피부 방어 능력 개선, 면역 강화 작용이 있다.

(나) 주의 사항

자외선이 피부암을 발생시킨다는 연구가 있다. 자외선을 눈에 쪼이게 되면 각막 손상이 생기므로 주의한다.

(11) 혈위 음파 요법

① 개요

혈위 음파 요법은 초음파를 인체 혈위에 작용하게 함으로 질병 치료를 하는 치료법이다. 혈위 초음파 요법은 무통증, 무손상, 안전성, 높은 치료 효과, 사용이 용이한 점이 장점이며, 각종 염증의 치료에 좋은 효과를 낸다.

② 초음파의 작용

㈎ 기계 작용

초음파가 작용하여 매질에 압축과 신장이 반복되어 압력 변화를 유도한다.

㈏ 온열 작용

㈐ 화학 작용

③ 치료 방법

사용 전에 접촉제를 바른 후 사용한다. 고정식과 이동식이 있다. 고정식은 1~5분 정도, 이동식은 5~10분 정도가 적당하다.

㈎ 고정식

혈위나 압통점에 치료를 하는데, 초음파기 head를 치료 부위에 고정하여 사용한다.

㈏ 이동식

비교적 큰 면적 범위를 치료할 때 사용하는데, 일반적으로 이동식을 사용한다.

④ 적응증

각종 신경과 근육의 통증과 염증에 유효하다.

⑤ 주의 사항

㈎ head 부위 관리를 잘해야 한다. 충격에 약하다.

㈏ 접촉제를 균일하게 바른다.

㈐ 치료 전 치료 부위 감각이 없는지 확인한다.

㈑ 머리, 주요 장기, 갑상선, 생식기, 심장 부위는 주의해서 사용한다.

⑿ 혈위 냉온 요법

① 개요

경락 혈위에 한랭 자극이나 온열 자극을 주어 치료하는 방법이다. 여기서 한랭이나 온열은 혈위 부위의 온도를 하강시키거나 온도를 올리는 것이고 조직이 손상될 정도가 되면 안 된다.

② 혈위 냉 요법

㈀ 혈관에 대한 작용

피부 혈관이 수축하고 피부가 창백해진다. 이후 척수 반사를 통해 대칭 부위나 심부 혈관에서도 반응이 일어나는데 이를 교감 반응이라고 한다.

㈁ 근육에 대한 작용

혈위의 단시간 한랭 자극은 수의근의 수축을 유발한다. 장시간 한랭 자극은 골격근의 경련과 통증을 해소한다.

㈂ 조직 대사에 대한 작용

조직의 대사율과 산소 소모량이 떨어진다. 장시간의 관절 한랭 자극은 관절염을 억제하여 류머티즘 관절염 등의 치료에 도움을 준다.

㈃ 신경 계통에 대한 작용

단시간의 한랭 자극은 중추 신경계 흥분 작용을 한다. 장시간 한랭 자극은 신경 흥분성을 억제하여 진통 작용을 한다.

③ 혈위 전열구 요법

㈀ 개요

전기 에너지를 열원으로 사용하며, 혈위를 자극하여 온양산한, 활혈지통 효과를 내는 치료법이다.

㈁ 작용

뜸 효과를 차용하여 경락의 소통을 도모한다. 음양 균형 조절, 온양보기, 회양고탈, 거습산한, 온경통락 등의 효과가 있다.

⑬ 기타 혈위 자극 요법

그 외 매선 요법이나 괄사 요법 등 다양한 방법이 있다.

① 매선 요법

혈위 매장 요법 중의 하나로 혈위 내에 이물질을 매입하여 혈위에 지속적인 자극을 주어 질병을 치료하는 방법이다.

치료 효과는 매선의 물리적인 자극 효과와 화학적인 자극 효과로 생각할 수 있다. 매선은 중국에서는 양장선을 주로 사용하고 한국에서는 외과 수술용 실을 사용한다.

주의 사항은 이물질을 체내에 매장하는 방법이므로 감염에 주의하고 소독을 철저히 해야 한다. 심장병, 당뇨병, 열병 환자, 임산부나 월경 중의 여성은 신중을 기한다.

② 괄사 요법

刮痧(괄사)의 刮은 도구로 긁는다는 의미이고, 痧는 피부 발진을 의미한다. 주로 무소뿔을 사용하여 피부를 긁어서 기혈을 순환시켜서 질병을 치료하는 방법이다. 요즘은 소뿔이나 옥으로 괄사 도구를 만든다. 소통활혈, 소염진통의 윤활제를 같이 사용하기도 한다.

효과는 사기의 배출, 경락의 소통, 기혈 순환, 양기 진작, 보기거어이다.

③ 금사 주입 요법

금사 주입 요법은 혈위 매장 요법의 하나인데, 혈위에 금사나 금분을 매입하여 지속적인 혈위 자극을 유도하는 방법이다.

금사 주입 요법의 치료 효과는 금 성분의 물리적 화학적 자극 효과로 설명한다. 금은 물이나 공기와 반응을 잘 하지 않아 그 자극이 오랫동안 지속된다. 그래서 주로 만성병과 기력을 보하는 효능을 노리고 시술한다. 그래서 급성 질환에는 적절하지 않다.

④ 소침도 요법

1990년대 중국에서 개발된 방법으로, 수평의 칼날 같은 모양을 가진 침도를 이용하여 연조직의 유착을 박리하거나 절개 혹은 절단하여 고질적인 통증을 가진 연조직의 손상을 치료하는 방법이다.

치료에 사용하는 모든 도구는 멸균 상태로 준비되어야 한다. 시술 시 환자의 통증을 완화하기 위해 국소 마취를 시행하기도 한다. 침도 진입 시 굵은 동맥이나 신경, 장기 등의 손상에 대해 주의해야 한다.

각종 연조직의 유착, 연축으로 인한 완고한 동통성 질환, 골증식으로 인한 골관절염, 건초염, 골화성 근염에 시술한다. 하지만 급성 열성 질환, 급성 관절 부종, 심부 결핵, 암, 지혈의 문제가 있는 경우에는 신중하게 시술해야 한다.

### ⒁ 약침 요법[8]

#### ① 개요

약침 요법은 약침액을 질환과 연관된 경혈, 반응점, 혈관에 주사기로 주입하여 질병을 치료하는 방법이다.

우리나라에서 약침이 시작된 기록은 1965년 남상천 씨의 '경락 주입 치료'에서 찾을 수 있다.

#### ② 약침 요법의 장점

⑦ 적응증이 광범위하다.

㈏ 치료 효과가 빠르다.

㈐ 침구 및 약물 요법과 병행할 수 있고 상승 효과가 크다.

㈑ 난치병 치료에 유용하다.

㈒ 시술 방법이 간편하고 치료 시간을 단축할 수 있다.

㈓ 치료 횟수와 간격을 조절하기 쉽다.

㈔ 약물을 복용하기 힘든 환자에게 유용하다.

㈕ 응급 환자나 침 치료를 무서워하는 환자에게 시술이 가능하다.

㈖ 배우기 쉽고 임상 활용이 용이하다.

---

8 『약침학』, 권기록 등, 엘스비어코리아, 2011

㉛ 예방과 진단에 도움이 많이 된다.

③ **약침의 종류**(추출 방법에 따른 분류)

　㈎ **알코올 수침법**

　　녹용, 우황 등에 사용한다.

　㈏ **증류 추출법**

　　팔강 약침과 산삼 약침에 사용한다.

　㈐ **저온 추출법**

　　팔강 약침에 사용한다.

　㈑ **압착 추출법**

　　경락장 약침의 윤제에 사용한다.

　㈒ **희석법**

　　봉약침이나 Sweet BV, 사향, 두꺼비 독, 살모사 독 등에 사용한다.

　㈓ 기타 자하거 약침에 사용하는 방법으로 가수분해법이 있다.

④ **시술 원칙**

　약침 시술은 변증을 이용하여 질병을 진단하고 치료 경혈을 선정하며, 질병 및 체질에 맞는 약침 제제를 선택하고 약침 주입 용량을 결정하는 시술 전 단계와 취혈 및 시술의 과정, 그리고 효과 판정의 순서로 진행된다.

　㈎ **경혈의 선정**

　　㉠ 질병의 원인 제거에 가장 적합한 경혈을 선택한다.

　　㉡ 병소에 가까이 있는 경혈이나 병소 부위, 즉 천응혈을 선택한다.

　　㉢ '수증취혈'이라고 하여 임상 경험에 의해 질병에 유효하다고 알려진 혈을 선택한다.

　㈏ **약침의 선정**

　　㉠ 질병에 적합한 약침 선택

　　㉡ 시술 부위의 특성에 맞는 약침 선택

　　㉢ 체질적 특성에 맞게 선택

　㈐ **용량의 결정**

질병의 상태, 약의 특성, 시술 부위, 환자의 약에 대한 반응을 고려하여 결정한다.

 ㈐ **취혈 및 시술**

  ㉠ 한의사에게 손끝은 제2의 눈이다. 왼쪽 2~3지 끝을 이용하여 경혈을 탐색한다.

  ㉡ 질병 치료에 중요한 경혈이나 경결 부위를 예상한 후 이를 손끝으로 찾는다.

  ㉢ 촉지된 경혈의 모양이나 크기, 경결의 정도나 분포 등을 종합하여 진단이 정확한지 확인한다.

  ㉣ 선택된 약침을 탐색된 경혈이나 경결에 가볍게 자침하여 핵심을 향해 부드럽게 진입한 후 약침을 주입한다. 이후 발침하여 치료 과정을 종료한다.

 ㈑ 질병 발생의 원인과 특성에 대하여 주의 깊게 살펴야 한다.

 ㈒ 질병 경과와 예후 판정

 ㈓ 체질에 대한 변증도 고려한다.

⑤ **경락 약침**

 ㈎ 경락 약침은 주로 남상천 약침에 대한 이론이다.

 ㈏ 한의학에서 말하는 경락과 경락 약침 이론에서 말하는 경락은 다른 개념이다.

 ㈐ 경락 약침의 경락은 체질적으로 민감도가 높은 근육의 일부이다. 민감한 곳에 이상한 반응이 나타나며 통증이 발생하고 경결이 된다. 그래서 손으로 만질 수 있다. 즉 경락은 인체의 허약함을 보충하기 위해 생기거나 육원의 작용이 균형을 잃었을 때의 자극으로 생기는 경결점이다.

 ㈑ 경락 에너지를 '윤'이라고 하고 윤의 소모로 일어나는 경락의 민감력을 '기'라고 한다. 그래서 경락이 만져진다는 것은 윤이나 기가 허약해진 것이다.

 ㈒ 경락의 치료에는 윤을 보충해주는 윤제와 기를 보충해주는 기제가 있다.

⒝ 육원이란 풍냉서습조화로, 한의학 이론의 육기와 비슷한 단어를 사용하고 있으나, 육기가 자연현상을 지칭한 것인데 비해 육원은 인체의 생리 작용의 근본으로 정의되고 있다.

⒮ 경락의 종류에는 생성 부위에 따라 골성 경락, 임파선 경락, 피성 경락, 근성 경락이 있고, 경락의 성질에 따라 풍성 경락, 화성 경락, 열성 경락, 조성 경락, 냉성 경락, 습성 경락이 있다.

⒜ **윤제:** 홍화자, 호두, 홍화자+녹용, 녹용, 호두+녹용, 생지황 등이 사용된다.

⒥ **기제:** 사향+웅담+녹용, 웅담+우황, 인삼, 황기, 산조인, 천초 등이 사용된다.

⒟ 주입량은 총 0.5~1.0cc 각 경혈당 0.03~0.1cc

⑥ **팔강 약침**

(가) **개요**

한약을 증류, 추출하여 약물의 귀경이론에 따라 각 주치 경혈에 직접 주사하여 자침과 약물의 효과가 동시에 발휘되게 하는 시술 방법이다. 진단과 치료에 한의학의 기본 원칙인 팔강 이론이 적용된다.

(나) **장점**

㉠ 약물의 경구 투여가 불가능한 환자에게 사용할 수 있다.

㉡ 질병이 오장육부 여러 곳에 존재할 경우에 치료 가능하다.

㉢ 약물을 소화 흡수하지 못할 때도 사용할 수 있다.

㉣ 약효를 특정 경락과 특정 부위에만 작용시켜야 할 경우에 사용할 수 있다.

⑦ **봉 약침**

(가) **개요**

살아있는 꿀벌의 독낭에서 봉독을 추출, 가공하여 약침 제제로 만든 이후 혈위에 주입함으로써 침 자극과 봉독의 약리학적 자극을 동시에 응용하는 요법이다.

벌의 나이, 종류, 계절, 흥분도, 화분의 종류, 시술자의 숙련도에 따라 봉독의 자극 강도가 다르고, 봉독의 부작용도 있기 때문에 벌침을 그대로 맞으면 위험할 수 있다. 봉독 약침 요법은 순도 높은 봉독을 추출하여 사용하기 때문에 사용이 간편하고 희석을 할 경우 농도 조절이 가능하여 자극 강도를 조절할 수 있으며 다양한 시술을 할 수 있다.

(나) 봉독의 성분

　㉠ 펩티드(Peptides): 마른 봉독의 50~60%

　　a) Melittin: 40~50%

　　b) Apamin: 2~3%

　　c) MCD peptides (Mast Cell Degranulation peptides): 2~3%

　　d) Adolapin: 1%

　㉡ 효소(Emzymes)

　　a) 포스포리파아제 A(Phospholipase A): 10~12%

　　b) 히알우론산 분해 효소(Hyaluronidase): 1.5~2.0%

　㉢ 분자량이 적은 성분들

　　a) 히스타민(Histamine): 0.6~1.6%

　　b) 지질(Lipid): 4~5%

　　c) Serotonin

(다) 봉독의 작용

　㉠ 간접적인 면역 체계의 자극으로 생체의 방어력을 증가시킨다.

　㉡ 항염증 작용

　㉢ 세포 용해 작용

　㉣ 신경독 효과

(라) 봉독 요법의 적응증

　한랭성 질환, 고질적 만성 질환, 통증 제거, 거어생신

　　㉠ 중풍 후유증으로 인한 비증

　　㉡ 급성 요추염좌, 요각통(디스크 및 좌골신경통)

ⓒ 당뇨병의 말초신경 위축으로 인한 수족비증

ⓔ 대상포진 및 대상포진 후유증으로 인한 고질적인 신경통

ⓜ 만성 학슬풍, 급성 및 만성 관절염, 통풍

ⓗ 류머티즘, 류머티즘성 관절염

ⓢ 근육통, 근염, 섬유근염, 근막장애통증증후군

ⓞ 신경통, 신경염

ⓩ 피부병

㉟ **피내 주사 시술 방법 및 과민증**

㉠ **알러지 반응 시험**

Apitoxin BV-10 0.05ml를 피내주사한 후 10~15분간 불쾌한 반응이 나타나는지 관찰한다. 이 시험의 정상 반응은 주사를 맞은 곳이 0.5~1cm의 팽진이 나타나고, 그 주위에 1~3cm 정도의 홍반이 생긴다. 약간 붓고 가려울 수 있다.

과민증이 나타나면 두통, 전신 발적, 부종, 오한, 발열, 오심구토, 혈압 강하, 호흡 곤란, 혼수, 대소변 배설, 사망에 이르기도 한다.

㉡ **과민증 대처 방법**

a) 에피네프린 주사액 1ml의 1/3을 근육주사하고 경과를 보아가면서 1/3씩 주사한다.

b) 따뜻한 꿀물을 복용시킨다. 항히스타민제를 복용시킨다.

c) 팔강 약침액 중 황련해독탕을 견정, 간수, 신수, 축빈혈에 주입한다.

d) 급작스런 쇼크 증세가 나타날 때는 십정혈 사혈 후 처치에 들어간다.

㉢ **시술 방법**

봉독의 유효 시간은 72시간 정도가 된다. 치료는 주당 2~3회 정도 시술하여 도합 12~16회 정도 한다. 고질병일 경우에는 20회 이상 치료할 수도 있다. 만약 1차 치료 후에도 질병이 완치되지 않으면 1

개월 정도 쉬었다가 2차 치료를 할 수 있다.

한 혈당 주입하는 양은 0.02~0.05cc 정도, 총 주입량이 1cc를 넘지 않도록 한다. 시술 농도는 처음에는 묽게 하고, 점차 높여 간다. 지속적인 봉독 약침 치료로 봉독에 대한 면역성이 생기면 홍종, 가려움증, 식욕감퇴, 전신 무력감 등의 과민 반응이 없어져 간다.

㈐ **치료 전후의 주의 사항**

평소 알러지성 체질이나 장거리 여행, 과음, 과로, 지나친 운동, 야간 근무 등으로 몸이 몹시 피곤하거나 정신적으로 불안한 경우에는 봉독 시술을 받으면 부작용이 발생할 수 있으므로 봉독 치료 전에 확인한다. 치료 후 가려움증이 심할 경우에는 얼음으로 마사지하도록 하고 안정을 취한다. 부종, 동통, 가려움증이 심하여 잠을 자기가 어려울 정도로 증상이 심한 경우에는 전문의와 상의하여 항히스타민제를 복용한다.

간혹 봉독 약침을 맞은 부위의 색깔이 검게 변하는 경우가 있으나 이것은 4~8주면 원래 색깔대로 돌아오니 걱정하지 않아도 된다.

봉독 치료를 받은 날은 술을 금하도록 한다. 알코올은 봉독의 흡수를 촉진하며 그 효과를 감소시키기 때문이다. 만성 관절염이나 염증에 의한 통증 환자는 담배, 토마토, 흰 감자, 가지, 고추, 닭고기, 돼지고기 등을 피하는 것이 좋다.


## 8) 특정 이론에 따른 자침법

질병 치료를 위해 경락과 경혈을 선택하는 방법을 선혈이라고 한다. 선혈에 한의학적 이론을 발전시켜 적용하는 자침법이 있어서 소개한다.


⑴ **오행 침자법**

① **개요**

오행 침자법은 음양오행에서 "虛則補其母(허즉보기모) 實則瀉其子(실즉사기자)"의 개념을 도입한 것이다.

② 활용법

12경락의 주관절과 슬관절 이하 부위에 5행에 해당하는 혈 자리를 정한 다음, 그 경락의 虛(허)한 경우와 實(실)한 경우를 나누어서 허한 경우에는 상상의 원리에서 그 母(모)에 해당하는 혈 자리를 補(보)하고, 실한 경우에는 그 子(자)에 해당하는 혈 자리를 瀉(사)한다. 여기에서 보하고 사하는 혈 자리가 자기 경락만 사용하는 경우는 자경보사법이라고 하고, 경락까지 '허즉보기모, 실즉사기자'를 이용하여 치료하는 경우를 타경보사법이라고 부른다.

③ 유주 시간 응용법

위의 '허즉보기모, 실즉사기자'의 방법을 시간에 배속하여 사용하기도 한다. 시간에 오행을 배속하여, 시간마다 경락에 흐르는 기운의 강약이 있으니, 그것에 상응하는 5행의 상생 관계를 '허즉보기모, 실즉사기자'의 방법으로 보하거나 사하는 것이다.

(2) 사암 음양오행 침법

① 개요

사암은 사명대사의 제자로 알려진 스님이다. 오행 침자법의 기본 개념인 '虛則補其母(허즉보기모) 實則瀉其子(실즉사기자)'에 '抑其官(억기관)'의 개념을 도입하였다. 상생의 모자 관계에 상극의 개념을 더 추가하여 치료법을 생각했다. 여기에 한열 개념도 추가하여, 사암 음양오행 침법은 허실보사법과 한열보사법으로 대별된다.

② 보사법

(가) 手法補瀉(수법보사)

손가락을 전후로 움직여서 침의 회전 방향을 조절하여 보사를 결정하는 방법이다.

(나) 呼吸補瀉(호흡보사)

환자의 호흡에 맞추어 침의 진입과 발침을 조절하여 보사를 결정하는 방법이다.

㈐ 迎隨補瀉(영수보사)

경락의 유주 방향과 침의 진입 방향으로 보사를 결정하는 방법이다.


## (3) 태극 침법(체질 침법)

### ① 개요

四象醫學(사상의학)은 病理(병리)를 위주로 하지 않고, 體質(체질)을 위주로 생각한 의학이다. 太陽, 太陰, 少陰, 少陽의 四體質(4체질)로 구분하여 정리하였다. 이 사상의학을 기본으로 심장 경락의 5수혈로 체질을 감별하고, 각 경락의 원혈에 5행의 상생상극의 방법으로 치료한다.

### ② 사상의 장기 대소 관계

太陽人: 肺大肝小 → 金性 체질

太陰人: 肝大肺小 → 木性 체질

少陽人: 脾大腎小 → 木性 체질

少陰人: 腎大脾小 → 火性 체질

### ③ 十二原穴(12원혈)

肺(太淵), 胃(衝陽), 大腸(合谷), 肝(太衝), 小腸(脘骨), 膽(丘墟), 三焦(陽池), 腎(太谿), 脾(太白), 膀胱(束骨), 心(神門), 心包(大陵)

### ④ 補瀉法(보사법)

태극 침법에서 보사법은 圓補方瀉法(원방보사법)이다.

### ⑤ 치료 방법

㈎ 太陽人: 太衝 補, 太淵 瀉

(肺大肝小하니 肺의 원혈인 太淵을 瀉하고 肝의 원혈인 太衝을 補한다.)

㈏ 太陰人: 太衝 瀉, 太淵 補

(肺小肝大하니 太衝을 사하고 太淵을 보한다.)

㈐ 少陽人: 太白 瀉, 太谿 補

(脾大腎小하니 脾의 원혈인 太白을 瀉하고 腎의 원혈인 太谿를 補한다.)

㈃ 少陰人: 太白 補, 合谷 瀉

(腎大脾小하니 太白을 補하고 腎無瀉法이므로 腎을 직접 瀉하지는 않고 腎의 黨與인 大腸

원혈 合谷을 瀉한다.)

⑷ 자오유주 침법

① 개요

인체는 하루 24시간을 주기로 변화한다는 개념을 침 치료에 응용한 방법
이다. 한의학의 음양오행론에 의거하여, 하루의 12경맥의 기혈이 왕성한
시간을 선택하고 "虛則補其母(허즉보기모) 實則瀉其子(실즉사기자)"의 방법으
로 보사를 하여 기운을 조절한다는 개념이다.

② 納支法(납지법)

납지법은 12경맥의 유주 순서를 하루의 시간에 배속하여 치료한다. 해당
경락의 유주 시간에는 그 경락의 기혈 순환이 왕성하여 實(실)하게 되므로
해당 결의 子穴(자혈)을 사하고, 해당 시간이 지나면 그 기혈 순환이 약해
지므로 그 母穴(모혈)을 보하여 준다. 12경에 12지지를 배합하였으므로 납
지법이라고 부른다.

③ 納甲法(납갑법)

납갑법은 환자가 내원한 연월일시의 간지를 계산하여, 인체 12경맥 5수혈
의 5행 속성에 배합하여 열리는 穴(혈)을 취혈하는 방법이다. 과거부터 이
치료 방법은 관념적인 부분이 많이 포함되어 논란의 대상이 된다.

⑸ 靈龜 八法(영구 8법)과 飛騰 八法(비등 8법)

① 靈龜 八法(영구 8법)

다른 이름으로는 奇經納卦法(기경납괘법)이라고 한다. 문왕팔괘를 기경팔맥
의 교회 8혈과 결합하여 치료에 응용한다.

날짜의 간지와 시간의 간지를 배합하고, 그 날짜와 시간에 해당하는 기경
팔맥의 혈 자리를 취혈하는 방법이다.

② 飛騰 八法(비등 8법)

날짜의 간지와 시간의 간지를 배합하고, 그 날짜와 시간에 해당하는 기경 팔맥의 혈 자리를 취혈하는 방법은 영구 8법과 비슷한데, 그 배속 방법이 영구 8법과 다르며, 간단한 방법을 사용한다.

## 9) 자침 부작용과 금기 사항

### (1) 자침 부작용과 처치법

#### ① 체침

(가) 현상

체침은 침을 자입하였을 때 침을 회전하거나 발침이 되지 않는 경우다.

(나) 원인

침 자극을 위해 염전을 하여 근섬유가 침체에 얽히는 경우와 긴장과 통증으로 근육 경련이 생기는 경우에 발생한다.

(다) 처리 방법

긴장이 원인인 경우 유침을 하여 긴장을 해소한다. 또한 주변을 손으로 문질러서 주거나 주변에 침을 1회 더 시술하여 긴장을 이완시킨다. 염전이 심해서 근섬유가 얽힌 경우는 염전 방향을 반대로 하여 근섬유를 푼다.

#### ② 만곡

(가) 현상

자침 중 침이 구부러진 경우를 말한다.

(나) 원인

환자가 자세를 변경하거나 움직여서 침체가 구부러진 경우가 대부분이다.

(다) 처리 방법

환자가 움직인 경우는 자세를 바로잡아서 근육 방향을 조절한다.

만곡이 작으면 서서히 발침한다. 하지만 만곡이 심한 경우에는 침체를 가볍게 움직여서 만곡 방향을 따라 발침한다. 초조한 마음으로 너무 강하게 발침하다가 절침되지 않도록 주의한다.

③ 절침

㈎ 현상

유침 도중 침이 부러져 일부가 체내에 남아 있는 경우다.

최근에는 스테인리스스틸 소재의 침을 사용하므로 절침은 잘 발생하지 않는다.

㈏ 원인 및 예방

침 치료 중 환자가 움직이지 않도록 주의한다.

침 치료 중 경련이 발생한 경우 발침한다.

발침 시 침첨을 확인한다.

자침 시 침체를 모두 사용하지 않도록 예상보다 긴 침을 사용한다.

㈐ 처리 방법

침 파편이 남아 있으면 제거를 하는 것이 좋다.

파편을 제거하기 힘든 경우는 외과적인 방법으로 제거하여야 한다.

체내에 남아 있는 침 파편이 부작용을 유발하였다는 보고는 없다.

④ 훈침

㈎ 증상

환자의 안색이 창백하고 다한, 동계, 어지러움, 가슴 답답함 호소, 사지가 차고 맥이 약해지는 증상이 나타난다. 심한 경우 실신하기도 한다.

㈏ 원인

환자 체질이 허약하고 과도한 긴장이 원인이 된다. 간혹 피로, 공복, 심한 설사나 출혈 후 발생한다. 대만의 연구 결과 훈침은 침 시술 환자의 0.19%에서 발생했으며, 모두 앉거나 일어서서 침 치료를 받은 경우라고 한다. 그래서 안정된 자세가 훈침 방지에 중요하다.

㈐ 처리 방법

훈침은 예방에 중점을 둔다. 침 치료 전에 환자 상태를 꼼꼼히 살피고 안정된 자세를 취하도록 해야 한다. 특히 처음 침 치료를 받는 환자의 경우 긴장이 심할 것이다. 긴장이 심한 환자에게는 잘 설명하고 취혈을 적게 하며 자극도 가볍게 한다. 공복이거나 피로가 심한 환자, 음주한 사람은 자침을 금해야 한다.

훈침이 발생하면 즉시 자침을 중단하고 이미 자침한 경우는 발침을 하여야 한다. 공기 소통이 잘되는 곳에 편안하게 눕혀서 순환을 도모해줘야 한다. 대부분 잠시 누워서 휴식을 취하고 따뜻한 물을 마시게 하면 바로 회복되고 후유증은 남지 않는다.

심할 경우에는 인중, 합곡, 용천, 족삼리 등을 자침하고 백회에 뜸을 뜨면 깨어난다. 심한 경우 인공호흡이 필요하기도 한다.

환자가 의식을 회복한 후라도 30분 정도 누워서 쉬게 하고 반드시 환자 상태를 확인한 후 귀가시킨다.

⑤ 피부 과민 반응

자침 부위가 간혹 빨갛게 변하고 가려워지는 경우가 있다. 이는 국소적으로 히스타민이 방출되어서 생긴 것이다. 접촉성 피부염이나 아토피성 피부염, 금속 알러지의 경우는 심해지기도 한다. 특별한 조치는 필요 없고 혈위의 개수를 줄이는 것이 좋다.

⑥ 국소 혈종

국소 출혈이나 혈종은 흔히 발생하는 부작용이다. 자침 시에 국소의 작은 혈관을 찔러서 발생하는 것이므로 일반적으로 특별한 처치가 필요하지 않다. 그러나 혈종이 크고 아픈 경우 따뜻한 찜질을 하기도 한다. 발침 시에 소독용 알코올로 발침 부위를 잘 눌러주거나 소독하는 것이 좋다. 혈종이 발생하였을 경우, 비비지 말고 5분 정도 지그시 눌러주면 지혈이 된다.

간혹 피하 출혈로 멍이 든 경우도 있는데 대부분 일주일 정도 지나면 흡수된다. 단 와파린 등의 항응고제 치료를 하는 환자의 경우 침 치료가 피하 출혈을 쉽게 일으키므로 치료 전에 확인하여 주의한다.

혈위에 따라서 출혈이 쉽게 발생하는 부위도 있는데, 안와 부위나 머리에는 출혈이 쉽게 발생할 수 있으니 치료 시 주의한다.

⑦ 기흉

기흉의 일반적인 증상은 호흡 곤란, 흉통, 흉부 불쾌감, 운동 시 호흡 곤란, 기침 등이다. 그동안 침 치료로 인한 기흉 발생이 거의 없었으나 최근 침 치료로 인한 기흉 발생 보고가 있었다. 기흉은 발침 이후 곧바로 발생하기도 하지만 수 시간 후에 서서히 증상이 나타나기도 한다.

기흉 발생을 예방하기 위해서는 해부학 지식을 숙지하고 흉곽 전후를 자침할 경우 자침의 깊이와 방향에 신경 써야 한다. 기흉이 일단 발생했을 경우 가벼우면 반쯤 누운 상태로 휴식을 취하고 심한 경우에는 응급실로 이송한다.

⑧ 내장 손상

침첨은 주삿바늘과 달리 피부나 장기의 손상이 잘 발생하지 않는다. 하지만 지나치게 깊이 자침하면 위험한 결과를 초래할 수 있다. 간, 비장, 신장 등의 장기에 출혈이 되면 통증을 유발하고 심한 경우 전신 증상이 나타난다. 극히 드물지만 심장을 찌르는 경우 사망에 이르기도 한다. 이런 경우는 자침에 의한 문제라기보다 의사의 부주의 및 진단의 오류가 대부분이다.

내장의 손상이 가벼울 경우에는 휴식만으로 대부분 자연 치유된다. 만약 출혈 증상이 심한 경우 혈압의 변화에 주의하고 지혈을 하여야 한다. 손상이 중증이고 쇼크가 발생하면 신속히 응급조치를 시행한다.

⑨ 척수 손상

목이나 척수 부위를 지나치게 깊이 자침하다 보면 척수 손상을 유발하여 전기가 통하는 것과 같은 감각이 사지로 퍼진다. 상처가 가벼우면 휴식만으로 회복되지만 자극이 심하면 후유증을 일으키기도 한다.

(2) 자침 금기

침구 요법은 시술이 간편하고 비교적 부작용이 적으며 임상에서 활용 범위가 넓고 치료 효과가 우수하다. 하지만 해부 생리에 대한 이해 부족이나 잘

못된 조작 방법, 적절하지 않은 체위, 좋지 않은 기구 등의 사용으로 인해서 부작용을 유발하기도 한다.

역대 침구 의학 서적에 기재된 아래의 금기 사항은 침구 치료를 해서는 안 된다는 의미보다는 주의하라는 당부 정도로 생각하는 것이 좋다.

① 환자 상태에 따른 금기

부부관계 전후, 만취, 대노(크게 화냄), 과로, 과식, 기아, 갈증, 크게 놀람, 큰 두려움, 급히 이동한 사람 등은 주의하라 하였다. 즉 정신적 육체적 상태가 안정되지 않은 경우 주의가 필요하다는 의미이다.

② 병증에 따른 금기

발열이 심한 경우, 땀을 많이 흘린 경우, 큰 출혈 후, 오랜 병으로 야윈 경우, 많은 설사 후에는 정기가 허탈하여 침 치료에 주의를 요한다.

③ 일시와 기후에 따른 금기

큰 추위, 큰 더위, 큰바람, 큰비 등을 주의하라고 한 것은 가령 추운 곳에 오래 노출된 환자를 곧바로 침 치료 하는 것이 아니라 따뜻한 곳에서 따뜻한 죽이나 음료를 마시게 하여 환자가 한기를 어느 정도 피한 다음 치료를 하는 것이 좋다는 의미이다.

④ 침자 부위에 따른 금기

문헌에 기재된 금침혈은 침 치료를 금지한다기보다는 자침할 때 위험하니 주의하라는 의미의 혈위이다.

주로 해부학적으로 주요한 내장기가 분포된 곳의 혈위를 금침혈로 정하였는데 해부학적 지식을 활용하여 신중하게 치료하여야 한다.

## 10) 침술 마취

침술 마취는 침 자극이 진통 작용을 가지며 인체의 생리 기능을 조절한다는 것에 근거하여 환자의 경혈에 자침하여 환자가 깨어있는 상태에서 수술을 받게 하는 마취 방법이다.

### (1) 침술 마취의 특징

① 안전성이 높다

약물 마취는 과량 투여, 약물에 대한 과민 반응, 조작 기술상의 실수, 마취 약물의 부작용 등이 있으나 침술 마취는 환자의 장기 기능에 부작용을 일으키지 않으며 인체에 악영향이 없다.

② 생리 현상 장애가 적다

수술 도중에 환자의 생리 기능에 심각한 문제를 일으킬 가능성이 없다. 즉 수술 중 환자의 혈압, 맥박, 호흡 등이 비교적 안정적이다.

③ 수술 중에도 감각과 운동 기능이 정상이다

침술 마취 수술 중에는 환자가 의식이 있기 때문에 통증과 둔한 감각을 제외하면 다른 감각과 운동은 정상으로 유지된다. 그래서 수술 도중 의사에게 능동적으로 협력할 수 있다.

④ 경제적이고 간단하다

침술 마취는 비교적 간단하고 특수한 기계 설비가 필요하지 않다. 그래서 의료 시설이 낙후한 지역이나 자연재해 또는 특수한 상황에서도 시술 가능하며 의약품 또는 치료 비용을 절감할 수 있다.


(2) 침술 마취의 문제점

한·양방 협진을 통하여 연구가 필요한데 앞으로 발전 가능성이 있다. 임상에서 침술 마취가 보편적으로 사용되려면 다음 문제가 해결되어야 한다.

① 완전한 무통 상태가 불가능하다.
② 내장 반응의 완전한 제어가 불가능하다.
③ 근육의 이완 상태가 만족스럽지 못하다.


(3) 침술 마취 기전

① 경락 이론

침술 마취에는 관련된 경락이 흘러가는 경혈과 반응점을 사용한다.

② 진통에 대한 신경생리학적 기전

침 자극의 경로와 통증의 경로가 다르다는 설과 침 자극의 경로와 통증의 경로가 같다고 보는 설이 있다.

    ㈎ **침자 진통의 신경 경로**

      침 자극의 진통 경로에 대한 연구

    ㈏ **침자 진통과 관련된 신경 전달 물질**

      침 자극으로 촉진되거나 억제되는 신경 전달 물질에 대한 연구

   ③ 최면 효과와 자기 암시를 통한 기전


⑷ **침술 마취 방법**

  ① **적용 범위**

    침술 마취는 다양한 수술에 운용되어 광범위한 적응증을 가지고 있다.

  ② **수술 전 준비**

    ㈎ 침술 마취의 수술 방법을 토론하고 확정한다.

    ㈏ **시침**

      수술 전에 여러 번 자침을 시행하여 침 자극에 대한 감수성 및 적당한 자극방법과 자극량을 미리 실험해 보아야 한다. 또한 환자는 침 자극에 대해 적응하고 공포심을 해소하여야 한다.

    ㈐ **침술 마취에 대한 환자의 이해**

      수술 전에 환자가 충분히 이해하도록 설명이 필요하다. 침술 마취의 방법, 특징, 과정, 효과를 설명해 주어야 한다. 또한 침술 마취의 문제점도 환자가 정확하게 이해하고 있어야 한다.

    ㈑ **기타**

      침술 마취가 인체의 생리 작용을 조절한다고 하여 수술 전에 필요한 적극적인 처치를 소홀히 해서는 안 된다.

  ③ **경혈 선정 방법**

    침술 마취의 종류는 체침 마취, 이침 마취, 두침 마취, 면침 마취 등이 있는데 그중에서 특히 체침 마취와 이침 마취를 많이 사용한다.

⑺ 체침 마취의 선혈 방법

오수혈(수혈과 합혈), 원혈과 락혈, 배수혈과 복모혈, 극혈, 하합혈, 팔맥교회혈

⑻ 이침 마취의 선혈 방법

수술 관련된 상응부와 반응점, 수술 부위에 따라 장부 학설에 근거한 배합혈을 사용하기도 한다.

⒟ 종합 경혈 처방

체침혈, 이침혈, 비침혈 등을 함께 선택하여 처방하는 종합 경혈 처방법도 있다.


⑸ **침술 마취 자극 방법**

침술 마취에서는 득기가 중요한 관건이다.

① **자침 방법**

득기를 하기 위하여 침 치료 후에 염전, 제삽 등의 자극 방법을 사용하여 산, 마, 중, 창의 느낌을 가지게 하여야 한다.

침술 마취에서 체침이든 이침이든 투자법이 많이 사용된다.

② **자극 방법**

자침하여 득기가 된 후에는 환자 상태를 보아가며 수기법, 전기 자극, 경혈 약물 주입 등의 방법으로 경혈을 자극할 수 있다.

때에 따라서는 수기법, 전기 자극법, 약물 주입법을 같이 시행하기도 한다.

⑺ **수기법**

임상에서는 수기법이 많이 운용된다. 침술 마취에서는 일반적으로 염전 또는 제삽법을 사용한다.

⑻ **전기 자극**

자침 후에 일정량의 전류를 통하게 하여 수기 자극을 전기 자극으로 대체하는 방법이다.

⒟ **경혈 부위 약물 주입**

약침처럼 경혈 부위나 이침혈 부위에 약침액을 주입하여 침술 마취 효과를 유도한다. 때에 따라서는 수기법, 전기 자극법, 약물 주입법을 같이 시행하기도 한다.

③ 유도

수술을 시작하기 전에 일정한 경혈을 선택하여 일정 시간 동안 자극을 주는 것을 유도라고 한다. 유도 시간은 일반적으로 20분 전후이며 유도를 통해 환자는 점차 경혈 자극에 적응하게 된다.

④ 유침

수술 자극이 비교적 작은 경우에는 수기법과 전기 자극을 하지 않고 유침만 할 수 있다. 유침이 장기간 지속될 경우 득기가 점차 약해진다. 일반적으로 유침하는 시간이 너무 길어서는 안 된다.

⑹ 보조 약물

침술 마취의 효과를 증대시키고 수술을 순조롭게 진행하여 안전하고 유리한 조건에서 수술받도록 하기 위하여 일정한 보조 약물을 사용한다.

① 수술 전 보조 약물

주로 진정제, 진통제, 항콜린제를 사용한다.

② 수술 중 보조 약물

수술 시에는 상황에 따라 적당한 약물을 사용한다. 주로 국소 마취 약물을 사용한다.

③ 침술 마취하의 외과 수술

침술 마취에는 환자의 통각만 제거되고 의식과 다른 감각은 존재하는 상태라는 것을 명심해야 한다. 일부에서는 진통 작용 효과가 완전하지 않아 근육의 긴장 및 내부 장기의 견인 반응 등이 나타나기도 한다. 그래서 수술 중 환자에게 민감한 자극을 감소시키도록 신경 써야 한다.

④ 수술 후 관리

침술 마취는 후유증이 없고 수술 후 회복이 빠르므로 간호하기가 편리하다. 수술 후에 나타나는 통증에도 침 치료법을 많이 사용한다.

## 11) 구법과 응용

(1) 구법의 기초

① 구법의 분류

구법은 쑥을 사용하는 애구법과 다른 재료를 사용하는 다른 구법으로 나뉜다. 애구법은 애주법과 애권법으로 나뉜다. 애주법은 직접 피부에서 태우는 직접구와 간접으로 태우는 간접구로 나뉜다.

② 구법의 재료

대부분 쑥을 사용하고 일부 숯이나 전기를 사용하기도 한다.

해안가의 들판에서 자생하는 쑥이 좋으며 꽃이 피기 전에 채취하는 것이 좋다. 구법에 사용하는 쑥은 오래된 것이 좋다. 신선한 쑥은 휘발성 물질이 많아서 쉽게 꺼지지 않으므로 환자의 통증을 가중시키기 때문이다.

(2) 구법의 작용

① 溫經散寒(온경산한)

구법은 경혈 자극으로 경맥의 기혈 순환을 도모하여 치료를 하는 점은 침 치료와 같지만, 온열 자극 차이점이 있다.

② 扶陽固脫(부양고탈)

양기가 떨어졌을 때 온양 작용으로 양기를 북돋울 수 있다는 장점이 있다.

③ 예방, 보건 작용

온양의 효능으로 양기를 북돋아서 외부의 질병에 대하여 방어하고 건강을 유지하는 기능이 있다.

(3) 구법의 적응증

치료법에서 일반적인 침 치료의 효과를 얻을 수 있지만, 특히 寒症(한증)과 만성병, 양기가 떨어진 질병에 더욱 유효하다.

⑷ 구법의 금기증

① 환자 상태 금기

일반적인 침 치료 금기와 같다.

② 특수 병증 금기

전염병, 외관 발열, 전신 부종, 극심한 탈수, 대출혈, 외상, 피부 궤양, 종양, 악성 빈혈 등 대부분이 구법이 적합하지 않은 병증이거나 치료 효과가 없거나 부작용을 유발하기 쉬운 병들이다.

③ 시술 부위 금기

안면부는 직접구를 사용하지 않는다. 안면부는 화상을 입기 쉽고, 흉터가 남기 때문이다. 또 관절 활동처에는 주의해야 한다. 관절 부위는 화농되거나 궤양이 발생하면 잘 낫지 않으므로 직접구는 적당하지 않다.

그 외 대동맥, 심장 부위, 굵은 정맥 혈관, 음부, 유두부, 고환 등에도 부적당하다.

④ 상황 금기

대부분 침 치료와 동일하다.


⑸직접구

애주를 이용하여 직접 피부에 뜸을 뜨는 방법인데 화농구와 비화농구로 나뉜다. 직접구는 흔적이 남게 되므로 애주의 크기를 작게 해야 한다.

① 화농구

피부에 애주를 태워서 뜸의 흔적이 생기게 하는데 구법 시술 이후 수포나 농이 생기게 하는 방법이다. 주로 천식, 만성 위장병, 체질 허약, 발육 부진, 고혈압 등 만성적이고 오랫동안 낫지 않는 질병에 사용한다.

구법 시술 후 며칠 뒤에 무균성 화농 반응이 나타난다. 이 화농 반응을 灸瘡(구창)이라고 부른다. 일반적인 외상의 염증과 다르므로 문제를 일으키지는 않는다. 다만 청결을 유지하여 오염으로 인한 2차 감염을 방지하여야 한다. 정상적인 화농은 담백색이지만 감염이 되면 황록색으로 변한다.

이런 경우에는 철저한 소독을 하여 화농이 확산하는 것을 막아야 한다. 약 30일에서 40일 정도 지나면 화농된 곳에 딱정이가 생기고 흔적이 남는다.

② 비화농구

구창이 생기지 않게 직접구를 하는 구법이다. 작은 애주를 혈위에 놓고 점화 후에 환자가 뜨겁다고 느끼면 핀셋으로 애주를 제거하든지 눌러서 끄는 방법이다. 연속해서 3~7장의 구법을 시술하면 그 부위의 피부가 붉게 변하게 된다. 이때 종료한다. 비화농구는 가벼운 허증이나 한증에 사용한다.

## ⑹ 간접구

간접구는 뜸과 피부 사이에 생강, 마늘, 소금 등을 두어서, 피부에 뜸이 직접 닿지 않게 시술하는 구법이다.

① 격강구

생강을 얇게 잘라서 혈위에 놓고 그 위에 애주를 놓아 구법을 시술하는 방법이다. 생강은 따뜻한 기운을 가지고 있어서 한기를 몰아내고 순환을 시키는데, 뜸의 효과를 배가시킨다.

② 격산구

마늘을 얇게 잘라서 혈위에 놓고 그 위에 애주를 놓아 구법을 시술하는 방법이다. 마늘은 따뜻한 기운을 가지고 있으며 부기와 독을 제거하고 통증을 없애서 구법의 또 다른 효과를 볼 수 있다. 특히 옹저, 사독, 충독 일체의 급성 염증에 사용된다. 하지만 마늘액은 피부에 자극이 있어서 격산구 시술 후에는 피부에 수포가 쉽게 생기므로 주의해야 한다.

③ 격염구

주로 神闕(신궐)혈에 사용하는 방법인데, 소금을 배꼽에 평평하게 메우고 그 위에 생강편과 애주를 놓아서 구법을 시행한다. 생강편을 깔지 않고 애주를 직접 소금 위에 놓으면 화상을 입게 된다. 이 방법은 배가 차거나 설사, 이질, 사지궐냉 등에 양기를 북돋아 주는 목적으로 사용한다.

④ 격부자구

부자로 만든 떡이나 부자를 얇게 잘라서 혈위에 놓고 그 위에 애주를 놓아 구법을 시술하는 방법이다. 부자는 열성이 아주 강하여 溫腎補火(온신보화) 하는 작용이 있으므로 양기가 떨어진 경우에 사용한다.

⑤ 호초구

백후추를 갈아서 밀가루와 섞어 떡을 만들어 혈위에 놓은 다음, 그 위에 약재 가루(정향. 육계. 사향 등)를 놓고, 그 위에 애주를 놓아 구법을 시술하는 방법이다. 풍습비증이나 국소 마비의 치료에 사용된다.

⑥ 황토구

황토를 물로 반죽하여 떡을 만들어 넓게 펴서 혈위에 놓고 그 위에 큰 애주를 놓아 구법을 시술하는 방법이다. 등판의 옹저에 황토의 수렴 작용을 이용하였다.


(7) 애권구법

쑥 가루와 약 가루를 혼합하여 원통형의 애권을 만들어 혈위를 따뜻하게 하여 기혈을 순환시키는 방법이다.

① 조작법

㈎ 온화구법

㈏ 작타구법

㈐ 선회구법

② 종류

㈎ 애조구(봉애구)

종이로 쑥 가루를 싸서 원통형의 애조를 만든다. 그 끝에 불을 붙여서 애권구법을 시행한다.

애조를 만들 때 쑥 가루만 사용하지 않고 약재를 같이 넣기도 하는데, 약재를 같이 넣어서 사용하는 경우 약애권이라고 부른다.

㈏ 태을신침 애권

약애권에 들어가는 약재 중에 태을신침 처방의 약재(유황. 사향. 유향. 몰약.

정향, 단향, 계지, 웅황, 백지, 두충, 지각, 조각자, 독활, 세신, 천산갑, 각 등분, 단 유향은 2배)를 넣어서 만든 약애권을 태을신침 애권이라고 한다.

  (다) 뇌화침 애권

    뇌화침 처방의 약재(침향, 목향, 유향, 인진, 강활, 금강, 천산갑 각 등분, 사향 소량)를 넣어 만든 애권

## ⑧ 기타 구법

### ① 온통구

금속 기구 안에 쑥 가루와 약물을 넣어 불을 붙인 다음 시술해야 할 부위에 가까이 대고 온기를 쏘이는 방법이다.(온위)

### ② 전기구

전열기를 데워서 혈위에 구법을 시술하는 방법이다.

### ③ 천구

자극성이 있는 약물을 혈위에 부착하여 충혈, 발포를 유도하여 치료하는 방법이다. 사용하는 약물은 반묘, 백개자, 한련초 등이다.

### ④ 전자뜸, 왕뜸, 무연뜸 등 최근 유행하는 구법들이 있는데 모두 위에서 설명한 구법의 응용이다.

## 12) 부항 요법

### (1) 개요

부항 요법은 내부 공기를 제거하여 만든 음압을 이용하여, 부항을 피부 표면에 흡착시켜 체내 물질을 배출시키는 치료법이다. 발관법, 흡각 요법, 흡통 요법, 角法(각법)이라고 한다.

### (2) 부항기의 종류

최근에는 플라스틱을 사용한 부항이 많이 사용되지만 과거에는 유리, 대나무, 동, 도자기, 철 등이 사용되기도 하였다.

### (3) 부항 부착 방법

부항을 부착시키는 방법은 펌핑 배기법과 화관법(火罐法), 수관법 등이 있다.

① **펌핑 배기법**

펌핑기를 이용하여 플라스틱으로 만든 부항기의 공기를 배기시켜 부착하는 방법이다.

② **화관법**(火罐法)

부항기 내부의 산소를 연소시켜 발생된 음압을 이용하여 부착하는 방법이다. 섬화법, 첩면법, 투화법, 가화법 등이 있다.

③ **수관법**

잘 사용하지 않는다.


### (4) 부항 운용법

① **습각법**(습부항)

삼릉침으로 자침을 한 후 부항을 붙여 피하의 정체된 혈액과 독성 물질을 배출하여 순환, 어혈 제거, 재생을 도모하는 방법이다.

② **건각법**(건부항)

㈎ **섬관법**

부항을 부착시켰다가 바로 떼는 방법이다. 섬관법은 1회만 시술하는 것이 아니라 여러 번 반복하여 피부가 홍조를 띨 때까지 한다.

㈏ **유관법**

일반적인 방법인데 부항을 부착한 후 일정 시간(5~15분) 유지한다.

㈐ **주관법**

비교적 넓은 부위에 사용하는데 윤활제를 바른 다음 부항을 부착한 상태에서 좌우로 이동하는 방법이다.

③ **종합 운용법**

㈎ **약관**

부항 내에 일정 약물을 넣은 상태에서 부항을 시술하는 방법이다.

⒣ **침관**

　자침을 한 상태에서 부항을 부착하는 방법이다.


**⑸ 주의 사항**

　① 부항이 의도치 않게 떨어지지 않도록 주의한다.

　② 피부나 근육의 함요부를 잘 살펴서 부항의 크기를 잘 선택한다.

　③ 처음에는 약한 자극부터 시작한다.

　④ 한 부위에 지나치게 많은 부항을 부착하거나 너무 오래 부항을 붙이는 것

　　을 삼가야 한다.

　⑤ 임신한 경우 하복부에는 시술을 삼가야 한다.

　⑥ 화관법에는 화상에 주의한다.

　⑦ 습부항을 시술할 경우 사혈량이 너무 많지 않도록 하며, 소독에 주의한다.

본초학은 한약재의 기원, 채집, 포제, 성미, 효능, 응용 방법 등의 지식을 연구하는 학문이다.

## 1) 氣味論(기미론)

기와 미는 한의학에서 약물 처방의 근거가 되는 이론이다. 기미론에는 기, 미, 승강부침, 귀경이론 등을 포함한다. 氣(기)는 약 복용 후 인체 변화의 큰 줄기를 말한 이론이며, 味(미)는 약 성분에 대한 이론이다. 승강부침은 약물의 작용 부위 경향을 나타낸 것이고, 귀경은 약물의 작용 부위를 표현한 것이다.

### (1) 사기와 오미

① 사기(약성)

4기란 4계절을 상징적으로 표현한 것으로 溫凉寒熱(온량한열) 4종류의 藥性(약성)을 말한다.

약효의 성향을 말하는데, 약 복용 후 인체 변화가 陽(양)의 방향, 대사 기능이 왕성하게 되는 방향, 열이 나는 방향으로 작용하면 溫(온)과 熱(열)로 표현하는데, 온보다 열이 작용 방향이 더 강하다. 반대로 약 복용 후 인체 변화가 陰(음)의 방향, 대사 기능이 억제되는 방향, 열이 줄어드는 방향으로 작용하면 凉(량)과 寒(한)으로 표현하는데, 량보다 한의 작용 방향이 더 강하다.

(가) 溫藥(온약) − 봄 기운을 상징

(나) 熱藥(열약) − 여름 기운을 상징

(다) 凉藥(량약) − 가을 기운을 상징

(라) 寒藥(한약) − 겨울 기운을 상징

---

9 『본초학』, 전국한의과대학교수, 영림사, 2000

② 오미

인간의 감각인 맛을 이용하여 약물 성분을 대별하여 분석한 방법이다. 약물이 가지고 있는 酸苦甘辛鹹 5종의 味로 각각의 味는 서로 다른 성분을 함유하여 각각의 효능을 가진다.

5미에는 辛(매운맛), 酸(신맛), 甘(단맛), 苦(쓴맛), 鹹(짠맛)이 있다. 다섯 가지 맛을 오행, 오장 등의 귀류표를 생각하여 상호 연관을 지어 생각한다.

    (가) 辛(매운맛) − 발산

    (나) 酸(신맛) − 수렴

    (다) 甘(단맛) − 완화

    (라) 苦(쓴맛) − 굳게 함

    (마) 鹹(짠맛) − 무르게 함

그 외 淡(담)이라는 맛도 있다. 그 효능은 하행, 이뇨 작용이 있다.


⑵ 升降浮沈(승강부침)

승강부침은 약물의 작용 부위 경향을 표현한 것이다.

① 升(승) − 상승을 말한다.

② 降(강) − 하강을 말한다.

③ 浮(부) − 위로 뜨거나 바깥으로 향하는 것을 말한다.

④ 沈(침) − 아래로 가라앉는 것을 말한다.


⑶ 歸經(귀경)

귀경은 약물이 일정한 장부와 경락에 선택적으로 작용하여 질병을 치료하는 범위를 말한다.


⑷ 補瀉(보사)

질병의 변화 과정에서 허증과 실증을 살펴보아야 한다. 인체의 항병력인 正氣(정기)와 병원 원인인 邪氣(사기) 사이의 관계에서, 사기가 득세한 경우를 實證(실

症)이라 하고 정기가 약해진 경우를 _虛症_(허증)이라고 한다.

_補_(보)라는 것은 정기의 기능을 보충하여 손실된 부분을 보충하며, 방어 능력을 높여주고, 허약 증상을 개선하는 것이다. 즉 허증에 사용한다.

_瀉_(사)라는 것은 사기를 제거하고 기능 항진을 조절 억제하며, 병세의 발전을 저지하는 것이다. 즉 실증에 사용한다.

### ⑸ 유독약과 무독약

독성 약물에 대해 정확한 선을 그어서 말하기는 쉽지 않다. 약물 독성의 의미를 한의학에서는 여러 가지 관점으로 바라보았다. "약물의 성질이 편향되어 있다.", "사기를 제거하는 약물이다."라는 관점이 대표적이다. 현대 본초학에서는 독성의 유무와 강약에 따라 유독, 무독, 대독, 소독으로 구분하였다.

### ⑹ 인경약

약물이 어느 특정한 장부와 경락의 병변에 작용한다는 의미인데, 귀경의 이론을 구체화한 표현이다.

## 2) 약물 용량과 금기

### ⑴ 약물 용량

한약은 대부분 천연 약물이라서 그 복용 안전 범위가 넓은 편이다. 또한 최소 유효량과 최소 중독량의 한계도 명확하지 않다. 그래서 사용 용량은 신체 조건과 질병 상태에 따라 결정된다. 아래의 사항을 참고하여 결정한다.

　① 약물의 성질
　② 약물 배오
　③ 약물 제형
　④ 질병 상태
　⑤ 체질
　⑥ 계절과 지역

⑵ 용약 금기

약 처방에서 신중을 기해야 할 내용은 아래와 같다.

① 증후 금기

각 증상에 맞게 처방이 구성되어야 한다는 의미이다.

② 배오 금기

일부 한약은 배합한 경우 서로 효과를 감소시키거나 독성이 나타나기도

한다.

③ 임신 용약 금기

임신 중 주의해야 할 약물

④ 복약 금기

한약을 복용하는 기간 주의해야 할 내용을 복약 금기라고 한다.


## 3) 약물 채집과 저장

⑴ 약물 채집

식물성 약재의 경우 약용 부위가 다르고 각 식물의 성숙 시기도 제각각이다. 각

식물과 각 부위의 유효 성분이 시기에 따라 다르므로 적절한 시기를 택해 채취

하여야 한다.

① 뿌리와 뿌리줄기 약재: 식물의 휴면 시기에 채취한다. 주로 늦가을, 겨울,

이른 봄이 좋다.

② 잎, 가지, 줄기, 전초 약재: 일반적으로 식물 성장 전성기에 채취한다. 꽃봉

오리가 생겼거나 꽃이 활짝 피었을 때 채취한다.

③ 꽃과 화분 약재: 꽃봉오리 개방 직전이 좋다.

④ 수피(껍질)나 근피(뿌리껍질) 약재: 수피는 봄이 좋고, 근피는 가을이 좋다.

⑤ 과일과 종자 약재: 일부 약재는 미성숙한 것을 채취하고, 일부는 성숙하였

을 때 채취한다.

⑥ 동물성 약재나 기타 일부 약재는 시기를 잘 살펴서 채취해야 한다.

⑵ 약의 저장

품질 손실 방지, 유효 성분 함량 유지, 충해 방지를 위해 저장에 신경을 써야
한다.

  ① 저장 전 처리

    벌레 알 제거를 위해서 60도 정도에서 훈증을 하는 것이 좋다.

    꽃이나 잎 약재들은 −30~20도 정도에서 건조한다. 뿌리, 뿌리줄기, 껍
    질 등의 약재는 30~60도의 온도에서 건조한다.

  ② 저온 저장

    −5도 정도에서 저장하는 것이 이상적이고 충해와 충란, 포자 억제에 좋
    다.

    충해가 심한 약재는 통풍이 잘되는 곳을 골라야 한다.

    보관 창고는 20도 이하로 건조하고 바람이 잘 통하는 곳이 좋다.

  ③ 직사광선

    직사광선을 피해서 저장하도록 한다.

    꽃이나 잎 약재는 직사광선을 쐬면 변색된다.

  ④ 경험 저장

    ㈎ 약재에 따라 같이 저장하면 좋은 것이 있고, 같이 저장하면 좋지 않은
       품목이 있다.

    ㈏ 중독 방지를 위해 독성 약재는 일반 약재와 분리하여 보관한다.

    ㈐ 신선한 약재는 햇볕이 안 들고 습기 있는 모래 속에 보관한다.

    ㈑ 방향성 약재는 일반 약재와 분리하여 따로 보관한다.


## 4) 수치

⑴ 개요

한의학 이론을 근거로 한약재를 가공 처리하여 약재 본래의 성질을 변화시키는
제약 기술

(2) 한약 수치의 목적

① 약물의 독성 저하와 제거

② 약물의 성질을 변화시키거나 완화

③ 치료 효과 증대

④ 약물의 작용 부위를 변화시키거나 넓히기 위해

⑤ 제제와 조제의 편리함을 위해

⑥ 약물을 깨끗하게 하고 저장을 용이하게 하기 위해

⑦ 복용의 편리를 위해


(3) 수치에 사용되는 보료

보료는 수치를 할 때 첨가하는 물질이다.

① 액체 보료

(개) 술

(내) 식초

(대) 벌꿀

(래) 생강즙

(매) 감초즙

(배) 흑콩즙

(새) 쌀뜨물

(애) 식염수

(재) 담즙

(채) 식용유

② 고체 보료

(개) 쌀

(내) 보리껍질

(대) 붕사

(래) 두부

⒨ 흙(부뚜막 흙, 황토 등)

⒝ 조개껍데기 가루

⒮ 활석 가루

⒪ 하천 모래


⑷ 세정과 가공

원재료를 약용 부위를 얻기 위해 비약용 부위와 잡질을 제거하는 과정이다.

　① 잡질 제거 - 흙, 모래, 기타 잡질 제거

　② 비약용 부위 분리와 제거 - 씨앗, 털, 껍질, 가지, 심지 등의 제거

　③ 기타 가공 - 절구나 맷돌 등으로 부수거나 가는 방법 등


⑸ 음편 절제

약재를 처방하거나 달이기 위해 절편으로 자른 것을 음편이라고 한다.

　① 음편을 만드는 목적

　　⒢ **탕제로 사용하기 좋다** - 절편으로 잘라야 달이기 편하고, 유효 성분이 잘 용출된다.

　　⒣ **수치하기 쉽다** - 화력이 골고루 작용하고 보료와 접촉면이 넓어진다.

　　⒤ **제제하기 쉽다** - 약 무게 측정이 용이하고, 달이거나 가루로 만들기 쉽다.

　　⒭ **조제와 처방이 쉽다** - 부피가 적어지고 깨끗해지며, 건조도가 높아진다.

　　⒨ **감별하기 쉽다** - 음편 모양은 단면이 보여서 내부 조직 관찰이 쉽다.

　② 음편 건조

　　먼저 수처리를 하여 조직을 부드럽게 만든 다음 절단하여 음편을 만든다. 그래서 처음 음편은 수분이 많은 상태라서 건조를 시켜야 한다.

　　음편 건조법은 자연 건조와 인공 건조법이 있다. 자연 건조는 바람이 잘 통하는 햇볕에 말리는 경우도 있고, 약재에 따라 바람이 잘 통하는 그늘에서 말리는 경우가 있다. 인공 건조는 기계를 이용하여 50~80도 정도에서 건조한다. 방향성 약재는 저온에서 건조한다.

## (6) 炒法(초법)

균일한 화력으로 약재를 저어가면서 골고루 볶는 방법을 초법이라고 한다.

① 청초법

보료를 가하지 않고 볶는 방법이다.

볶는 정도에 따라 초황, 초초, 초탄이 있다.

② 부초

보리껍질과 같이 볶는 방법이다.

③ 미초

쌀과 함께 볶는 방법이다.

④ 토초

부뚜막 흙과 함께 볶는 방법이다.

⑤ 사초

모래와 함께 볶는 방법이다.


## (7) 炙法(자법)

액체 보료와 함께 볶는 방법을 자법이라고 한다.

① 주자법

술과 함께 볶는 방법이다.

② 초자법

식초와 함께 볶는 방법이다.

③ 염자법

식염수와 함께 볶는 방법이다.

④ 강자법

생강즙과 같이 볶거나 생강즙에 끓이는 방법이다.

⑤ 밀자법

익힌 꿀과 함께 볶는 방법이다.

⑥ 유자법

약재에 식용유를 넣거나, 식용유에 넣어 불을 가하는 방법이다.

### (8) 煆法(하법)

약재를 화로나 내화 용기에서 가열하는 방법을 말한다.

주로 광물성 약재나 동물 골격류, 패각류 약재에 사용하는 방법이다.

　① 명하법

　　보료 사용 없이 약물을 직접 화로나 내화 용기에 가열하는 방법이다.

　② 煆淬法(하쉬법)

　　빨갛게 달군 약재를 액체 보료에 담그는 방법이다.

　③ 밀폐하법

　　진공 상태의 밀폐된 곳에서 열을 가하여 숯으로 만드는 방법이다.

### (9) 蒸煮燀法(증자천법)

　① 증법

　　약재를 술, 식초, 물 등으로 찌는 방법

　② 자법

　　삶는 방법

　③ 천법

　　끓는 물에 넣고 짧은 시간 동안 삶은 다음(데친 후) 껍질을 제거하는 방법

### ⑽ 발효, 발아법

발효와 발아는 모두 효소의 작용을 이용하여 원래 성질을 바꾸거나 새로운 치료 효과를 내게 하는 방법이다.

　① 발효법

　　일정한 온도와 습도에서 누룩이나 효소의 분해 작용을 이용하여 약물을 변화시키는 방법

　② 발아법

완전히 익은 과일이나 종자를 일정한 온도와 습도에서 싹이 나게 하는 방법

### ⑾ 기타 제법

① 煨法(외법)

약물을 축축한 종이 등에 싸서 가열하여 건조하는 방법

② 제상법

약물의 기름을 제거하여 가루로 만들거나 작은 결정으로 만드는 방법

③ 수비법

물에 녹지 않는 광물성 약을 가루로 만들어 부력을 이용하여 유용한 부분을 분리하는 방법

## 5) 한약과 생약

한의사들이 사용하는 한약에 대해 약사들은 그 이름을 바꾸어 생약이라 부르게 되었다. 그리고 더하여 천연물이라는 이름의 포괄적인 개념을 도입하였다.

한약과 생약의 비슷한 점은 자연에 존재하는 천연의 물질을 다룬다는 데 있다. 그리고 그 차이는 한의학적 원리에 따라 사용하면 한약이고, 서양 약리학적 원리에 따라 사용하면 생약이라고 부르고 있다.

## 6) 한약과 양약의 안전성

### ⑴ 양약의 불안전성

① 화학적 불안정

세상의 많은 화합물이 생명체 내에서 어떤 반응을 일으키고 어떤 작용을 하는지 알려져 있지 않기 때문에 무작정 새로운 화합물을 인체에 적용하기에는 위험하다. 그래서 대부분의 신약을 개발할 때, 기존에 사용하던 천연물 중에서 가장 많이 함유되어 있거나 구조가 간단하여 만들기 쉬운 화합물 중에서 선택한다. 자연에 존재하던 화합물과 비슷한 모양의 새로운 화합물을 분리하거나 만들더라도 아직 그 화합물이 인체에 작용하면 어떤 반응을 일

으킬지 어떤 작용을 할지 모르는 것이 많다. 그래서 현재는 좋은 효과로 알려져서 사용하더라도 나중에 큰 독성이 발견되어 문제가 되는 경우가 많다.

② 제법의 불안정

인간이 분리하거나 새로 만든 화합물들은 만드는 방법에 따라 순도가 다르다. 작은 불순물이나 예측하지 못한 형태의 화합물이 인체에 들어가서 어떤 악영향을 미칠지 알 수 없다. 그리고 소량의 불순물이라도 그 불순물이 인체에 들어가서 촉매로 작용하여 많은 다양한 예측 불능의 화합물들을 만들기도 한다.

③ 반응의 불안정

세상에 존재하는 물질들은 이미 오랫동안 자연에 존재하였기 때문에 화학적으로 안정한 화합물들이다. 하지만 새로 화합물을 만들면 화학적으로 아직 안정되지 못한 화합물들이 포함되어 있게 된다. 그 불안정한 화합물들은 안정되기 위하여 여러 가지 반응을 일으키게 되는데, 이런 불안정한 화합물들이 인체 내로 들어간다면 어떤 일이 발생할지 알 수가 없다.

⑵ 한약에 대한 불신

최근 언론에서 한약에서 인체에 해로운 물질이 검출되었다는 소식이 나오게 되어 국민들이 한약에 대해 불신을 하는 경우가 많아졌다.

① 산지에 대한 불신

시중에 유통되고 있는 많은 한약이 중국산이라는 뉴스가 나오면서 한약은 저가의 품질이 떨어지는 약이라는 인식이 생겼다. 한약재는 다양한 성질을 가진 식물성, 동물성, 광물성 약재라서 그 생산지의 환경이 중요하다. 일부 약재는 사막에서만 생산되고, 일부 약재는 열대 지방에서만 난다. 그래서 우리나라는 이미 삼국시대부터 한약재를 수출입하였다는 기록이 있다. 즉 한약재는 국내산만으로는 충당할 수 없고 수입을 할 수밖에 없는 경우이다. 물론 수입 과정에서 질이 낮은 약재를 수입하는 경우가 있을 수 있지만, 중국산이라는 이유만으로 모두 품질이 낮다고 생각하면 오산이다. 그리고 수입 한약재는 공정서에 의해 안전성과 유효성 기준 검사를 하며 기준치를 통과한 약재만 수입할 수 있다.

② 이물질 및 불순물에 대한 불신

공정서에 각 약재 품목마다 유효성 검사와 안전성 검사 기준이 있다. 유효성 검사는 약재마다 품질 기준과 검사 방법이 규정되어 있다. 그리고 안전성 검사의 기준은 중금속 기준, 잔류 농약 기준, 곰팡이 독소 기준이 규정되어 있고, 그 검사 기준에 통과하여야만 제조 공장에서 한약재로 제조되어 한약재로 유통 가능하다.

③ 부작용에 대한 불신

한의사와 양방 의사 간에 의료 영역에 대한 다툼이 발생하여, 양의사들이 한약을 복용하면 간이 나빠진다고 하는 근거 없는 소문을 유포하고 있다. 한약은 무수히 많은 약을 포함한 단어이다. 그 안에는 간에 이롭고 간을 치료하는 약, 간에 부담을 주는 약, 심장을 이롭게 하는 약, 심장을 치료하는 약 등 무수히 많은 처방과 약들이 있는데, 그 구체적인 처방과 상관없이 모든 한약이 간에 해롭다는 이야기는 맞지 않다.

### 7) 『대한민국약전』과 『대한민국약전외 한약(생약)규격집』

국가에서 약품의 기준을 정하고, 시험법을 일정하게 하여 항상 같은 종류의 약품은 동일한 품질에 있도록 한다. 따라서 약전에 수록된 조항은 약사법에 근거하여 법적으로 강제력을 띠고 있고, 수록된 약품은 그 기준에 적합하지 않으면 판매, 수여 또는 그 목적으로 제조, 수입, 저장 또는 진열하는 것을 금하고 있다. 한약에 대한 기준은 『대한민국약전』 및 『대한민국약전외 한약(생약)규격집』에 그 기준을 정해 놓았다. 『대한민국약전』의 '대한민국약전 의약품 각조 제2부'에 상당수 한약이 수록되어 있고, 『대한민국약전외 한약(생약)규격집』에도 많은 한약이 수록되어 있다. 약전과 규격집에 수록된 한약 품목은 대략 540여 종류이다. 한약재뿐만 아니라 한약 제제도 포함하여 포제법, 품질 기준, 유해 물질 기준, 시험법 등이 수록되어 있다. 『대한민국약전외 한약(생약)규격집』의 내용을 간략히 소개하면 아래와 같다.

① 총칙

② 포제법

③ 의약품각조 제1부

④ 의약품각조 제2부

⑤ 의약품각조 제3부

⑥ 생약시험법

⑦ 표준품 · 시약 · 시액


## 8) 한약의 분류

대부분 효능에 따라 한약을 분류하고 있는데, 한 약물이 여러 가지 효능이 있을 수 있으나 분류를 위해 대표적인 효능을 기준으로 정했음을 생각해야 한다.

① 解表藥(해표약)

발한을 통해 表(표: 바깥 부위)에 있는 邪氣를 제거하는 약

마황, 계지, 자소엽, 형개, 박하, 국화, 갈근, 생강, 총백, 신이, 세신, 강활, 방풍

② 淸熱藥(청열약)

내부로 들어온 열을 해소하는 약

석고, 지모, 천화분, 죽엽, 치자, 황금, 황연, 황백, 고삼, 대두황권, 서각, 생지황, 현삼, 목단피, 적작약, 금은화, 연교, 포공영

③ 瀉下藥(사하약)

대변을 통하게 하여 위장의 나쁜 요소를 제거하는 약

대황, 망초, 노회, 마자인, 견우자, 감수, 파두

④ 祛風濕藥(거풍습약)

근육, 경락, 골격 사이의 風濕(풍습: 근육통 등의 원인)을 제거하여 통증을 해소하는 약

독활, 위령선, 방기, 해동피, 오가피, 상기생, 상지, 모과

⑤ 芳香化濕藥(방향화습약)

향을 가지고 있어서 위장 기능 개선을 하는 약

창출, 후박, 곽향, 사인, 백두구

⑥ 利水滲濕藥(이수삼습약)

소변을 통하게 하여 수분 대사 조절을 하는 약

백복령, 저령, 택사, 의이인, 적소두, 차전자, 활석, 목통, 인진

⑦ 溫裏藥(온리약)

몸을 따뜻하게 해주는 약

부자, 천오, 건강, 육계, 오수유, 촉초, 정향, 소회향, 호초

⑧ 理氣藥(이기약)

氣(기) 소통을 도와주는 약

진피, 청피, 지실, 지각, 목향, 향부자, 오약, 침향

⑨ 消食藥(소식약)

소화를 도와주는 약

산사, 신곡, 맥아, 라복자, 계내금, 곡아

⑩ 驅蟲藥(구충약)

체내 기생충을 구제하는 약

빈랑, 학설, 무이, 사군자, 관중

⑪ 止血藥 (지혈약)

지혈하는 약

종려피, 우절, 선학초, 대계, 지유, 측백엽, 삼칠근, 포황, 애엽, 복룡간

⑫ 活血祛瘀藥(활혈거어약)

혈액순환 약

천궁, 유향, 몰약, 현호색, 울금, 강황, 봉출, 삼릉, 단삼, 익모초, 도인, 홍화, 오령지, 우슬, 천산갑, 자연동, 택란, 능소화, 왕불유행, 소목, 건칠, 조각자, 혈갈, 근백

⑬ 化痰止咳平喘藥(화담지해평천약)

가래 제거와 기침 천식을 해소하는 약

반하, 천남성, 백개자, 선복화, 전호, 길경, 과루인, 패모, 죽여, 곤포, 행인, 자완, 관동화, 소자, 상백피, 백과

⑭ 安神藥(안신약)

마음을 편안하게 하는 약

주사, 용골, 자석, 호박, 산조인, 백자인, 원지, 합환피, 영지

⑮ 平肝藥(평간약)

경련을 해소하는 약

조구등, 영양각, 천마, 백강잠, 오공, 전갈, 구인, 결명자, 진주, 모려, 석결명

⑯ 開竅藥(개규약)

氣 소통을 통해 각성을 시켜주는 약

샤향, 빙편, 석창포, 소합향, 안식향, 장뇌

⑰ 補益藥(보익약)

正氣(정기)를 도와서 虛證(허증)을 치료하는 약

인삼, 황기, 백출, 산약, 감초, 대추, 봉밀, 녹용, 녹각, 파극천, 육종용, 음양곽, 두충, 속단, 보골지, 익지인, 동충하초, 호도육, 토사자, 해마, 사상자, 당귀, 숙지향, 백작약, 하수오, 아교, 용안육, 사삼, 맥문동, 천문동, 황정, 백합, 구기자, 상심자, 구판, 별갑

⑱ 收澁藥(수삽약)

수렴 작용을 통해 땀, 설사, 유정, 유뇨 등을 치료하는 약

부소맥, 마황근, 육두구, 적석지, 앵속각, 오배자, 오매, 석류피, 오미자, 연자육, 산수유, 상표초, 복분자, 해표초, 백반

⑲ 涌吐藥(용토약)

구토를 유발하는 약

과채, 상산, 담반, 여로

⑳ 外用藥(외용약)

외용약

유황, 웅황, 경분, 연단, 노감석, 붕사, 노봉방, 대풍자

## 10  방제학[10]

방제학은 한약 처방 구성에 대하여 원리, 방제 이론, 임상 응용을 연구한다.


### 1) 치료법

한의학에서 사용하는 치료 원칙은 대체로 아래와 같다.

① 병인치법

　병의 원인을 제거하는 치료법으로 거풍, 거한, 거습, 윤조 등의 방법이 있다.

② 대증치법

　그 증상을 제거하는 치료법으로 지혈, 지통, 지해, 지사 등의 방법이 있다.

③ 장부치법

　장기를 조절하거나 치료하는 방법으로 보간, 사간, 소간 등의 방법이 있다.

④ 정치법

　질병의 경향에 대응한 치료법으로 寒者熱之, 熱者寒之 등의 방법이 있다.

⑤ 반치법

　질병의 경향에 역대응하는 방법의 치료법으로 塞因塞用, 通因通用 등의
방법이 있다.


　이런 치료 원칙의 구체적인 방법은 주로 8가지로 나눌 수 있다.


① 汗(한)법 – 땀내는 방법

② 吐(토)법 – 구토를 유발하는 방법

③ 下(하)법 – 대변과 소변으로 배출을 유도하는 방법

④ 和(화)법 – 복잡한 상황을 화해와 조화롭게 하는 방법

⑤ 溫(온)법 – 따뜻하게 해주는 방법

⑥ 淸(청)법 – 열을 내리는 방법

---

10 『방제학』,한의과대학방제학교수공저, 영림사, 1999

⑦ 消(소)법 – 굳어 있거나 막힌 것을 뚫어주는 방법

⑧ 補(보)법 – 허약한 것을 보해주는 방법


### 2) 방제의 구성

방제는 한 가지 약물로 치료하다가 점차 여러 가지 약물을 배합하여 사용하게 되었다. 현재 대부분의 방제는 두 가지 이상의 약물로 구성되어 있고, 그 약물들의 배합 원리가 방제의 구성 방법이 된다.

① 방제의 배합 방법은 君臣佐使(군신좌사)의 체계로 구성되었다.

② 군약

병의 원인과 주 증상에 대하여 주요 치료 작용을 일으키는 약물

③ 신약

군약을 보조하여 치료 작용을 증강하는 약물

④ 좌약

군약이나 신약을 협조하여 치료 효과를 증강하는 약물

군약의 강렬하거나 치우친 성질과 독성을 보완하는 역할

군약의 성미와 반대되면서도 같이 응용하여 치료 작용을 일으키는 약물

⑤ 사약

처방약들의 약효가 병소에 도달할 수 있도록 인도해 주는 약물

다른 약물의 편향됨을 조화롭게 하는 약물


### 3) 방제의 변화

방제의 구성은 일정한 원칙에 의해 이루어진 것이지만 임상에서 응용할 때에는 병의 정황, 완급, 환자 상태 등을 고려하여 가감하게 된다.

① 약 종류의 가감

병의 정황과 치료법 등에 따라 부적합한 약물은 제거하고 적합한 약물을 더하여 가감하게 된다.

② 약 양의 가감

약 양의 가감은 방제의 효능을 결정하는 주요한 조건 중의 하나이다.

③ 제형의 변화

방제는 같으나 제형을 변화시키는 방법

## 4) 제형

제형은 처방을 치료의 필요에 따라 그 모양의 대소나 규격을 달리하는 것을 말한다.

### (1) 전통 제형

① 탕제

물이나 술 등으로 일정 시간 끓인 다음 찌꺼기를 제거하고 복용하는 것을 탕제라 한다. 대부분 내복용이지만 외용하기도 한다. 장점은 흡수가 잘되어 효과가 빠르고 가감이 용이하다. 가장 광범위하게 사용되는 제형이다. 그러나 끓이기가 번거롭고 복용하기 불편하며 대량 생산 및 저장이 힘들다.

② 산제

약재를 말려서 가루로 만드는 것을 말한다. 내복과 외용으로 사용 가능하다. 만들기 쉽고, 복용하기 쉬우며, 휴대가 편하고, 흡수 또한 빠르며, 약재를 절약할 수 있고, 변질이 잘 안 되며 대량 생산이 가능하다.

③ 환제

약재를 가루로 만들어 꿀, 물, 풀, 술, 약물 등의 보료를 이용하여 만든 알약이다. 흡수가 완만하고, 작용이 오래 지속되며 복용 및 휴대 저장이 편리하다. 휘발성 약재같이 끓이기 힘든 약물의 경우 환제로 많이 활용한다.

④ 고제

약물을 물이나 식물성 기름에 끓여 농축하여 만든 제형이다. 내복과 외용의 두 가지가 있다.

⑤ 단제

수은이나 유황 등의 광물성 약물을 가열 승화시켜 만든 것으로 약 용량이 적고 효과가 강렬한 화합 제제이다. 내복이나 외용으로 사용한다.

⑥ 주제

술을 용매로 사용하는 방법으로, 술에 약물을 오랫동안 담그거나 가열하여 찌꺼기를 버리고 맑은 추출액을 이용한다. 내복이나 외용으로 사용 가능하다.

⑦ 차제

약물을 차처럼 짧은 시간 동안 뜨거운 물에 우려내는 방법

⑧ 약로

휘발 성분을 함유한 약물을 증류하여 만든 증류액

⑨ 증제, 병제

약을 가루로 만들어 부형제를 혼합하여 떡 모양으로 만든 제제이다. 내복이나 외용으로 사용 가능하다.

⑩ 조제

뽕나무 껍질로 만든 종이로 심지를 만들어 심지에 약을 적신 후 상처 부위에 삽입하는 제제이다. 외용으로 사용한다.

⑪ 선제

약 액에 천을 담가서 끓인 다음 건조하여 만든 도포용 외용제이다.

⑫ 구제

쑥을 가루로 만들어 일정한 크기의 모양으로 만든 다음 혈위에 올려 불을 붙이는 제제이다. 쑥뜸용으로 사용한다.


(2) 새로운 제형

① 침제

한약재를 추출 정제하여 멸균한 주사용 제제를 말한다. 피하 근육 정맥에 주사용으로 사용한다. 제량이 정확하고, 작용이 신속하며, 투약이 간편하

고, 소화의 영향을 받지 않으며, 직접 신체에 흡수되는 장점이 있다.

② 편제

한약을 가공 추출하여 보료와 함께 압력을 가하여 작게 만든 제제이다.

③ 당장제

약물에 당분을 넣은 제형, 단맛을 이용하여 소아에게 사용한다.

④ 충복제

한약을 추출하여 당분, 전분 등을 혼합하여 만든 과립 모양의 제제. 일명 엑스 과립이라고 부른다. 보험약으로 많이 유통된다. 물과 함께 복용하거나 물에 타서 복용한다. 습기에 약하므로 밀폐된 용기에 보관한다.

⑤ 캡슐제

약을 젤라틴 캡슐에 충전한 경우와 젤라틴 막으로 피복한 경우가 있다. 젤라틴에 용해되거나 부풀지 않는 약품에 사용된다.

⑥ 에어로졸제

한약액을 충전한 액화가스의 압력을 이용하여, 사용 시 분무 형태로 분출되게 하는 제제다.


## 5) 약 달이는 방법

각 제제의 제법은 다양하고 알아야 할 내용이 많지만 일반적으로 탕제가 가장 많이 사용되어 탕제 제법만 소개한다.


### (1) 약탕기

철 소재의 약탕기는 침전이 발생하고 용해도가 떨어지며 화학 변화를 일으키는 경우가 생기므로 권하지 않는다. 세라믹 소재의 약탕기가 가격도 저렴하고 화학 변화가 발생하지 않아서 적당하다.


### (2) 약 달이는 물

과거 한의사들은 다양한 물을 사용하였는데 현재는 청결한 수돗물, 우물물, 증류수 등을 권한다. 보통 약재 30g에 대하여 물은 200~300cc 사용한다.

### ⑶ 약 달이는 불

과거 한의사들은 文火(문화)와 武火(무화)로 구분하여 약을 달일 때 약한 불, 센 불을 구분하였다.

### ⑷ 약 달일 때 주의 사항

달이기 전에 약재를 물에 불린 다음 달이면 유효 성분이 쉽게 용출된다. 약이 끓은 후에는 불을 약하게 하여, 끓어 넘치거나 너무 빨리 졸아들지 않도록 한다. 약을 달이는 중에 뚜껑을 열어 두면 휘발성 성분이 손실되므로 주의한다. 휘발성 약이나 해표약은 센 불로 짧은 시간 달이고, 보익약 종류는 약한 불로 오래 달여야 한다.

① 선전

패각류나 광물성 약재 등은 다른 약보다 먼저 넣어 오래 달인다.

② 후하

휘발 성분이 있는 약은 다른 약물이 끓은 이후에 넣어서 달인다.

③ 포전

가루나 부스러기가 있는 약들은 따로 주머니에 넣어서 달인다.

④ 별전

귀중한 약재는 다른 약에 흡수되는 것을 방지하기 위하여 따로 장시간 달인다.

⑤ 용화

점성이 많은 약물은 약탕기에 눌어붙지 않도록, 달인 약액에 용해시켜 복용한다.

⑥ 포복

휘발성 성분을 함유하고 용량이 적은 약물은 물로 복용하거나 달인 약물에 우려내어 복용한다.

⑦ 충복

　　가루약이나 환약을 탕약으로 삼키는 방법이다.


## 6) 복약법

복약법은 약을 복용하는 방법을 말한다.


### (1) 복약 시간

보통은 식전에 복용한다.

위장에 자극을 주는 약물과 상초에 작용하는 약은 식후에 복용한다. 보익약은 공복에 복용한다. 학질에 사용하는 약은 발작 두 시간 전에 복용한다. 안신약은 잠자기 전에 복용한다. 급한 병에 사용하는 약은 시간 관계없이 복용한다. 만성 병에 사용하는 약은 일정한 시간을 정하여 복용한다. 질병에 따라 1일에 수회 복용하는 것도 있고, 차처럼 수시로 복용하는 것도 있다.


### (2) 복약 방법

일반적으로 한 첩을 2회에 나눠서 복용하거나 하루에 2첩을 3번에 나눠서 복용 하기도 하였다. 하지만 최근 대형 약탕기와 진공 포장 파우치의 등장으로 1회 1 포씩 복용할 수 있도록 환자에게 준다.

탕제는 보통 따뜻하게 해서 복용하는데, 발한 목적의 약들은 따뜻하게 복용한 후 뜨거운 죽을 마셔 약효를 도와야 한다.

일반적으로 열성약은 차게 복용하고 찬 성질의 약은 뜨겁게 복용한다. 만약 복 약 후에 구토를 하면, 생강즙이나 진피를 먹고 나서 탕약을 복용하도록 한다.

체질, 병의 상태, 약의 성질에 따라 약 용량을 결정해야 하고, 나이에 따른 약 용량도 신경 써야 한다.

　　초생아~1개월: 성인 용량의 1/18~1/14

　　1개월~1세: 성인 용량의 1/14~1/7

2세~ 4세: 성인 용량의 1/4~1/3

4세~ 6세: 성인 용량의 1/3~2/5

6세~ 9세: 성인 용량의 2/5~1/2

9세~ 14세: 성인 용량의 1/2~2/3

14세~ 18세: 성인 용량의 2/3~1/1

18세~ 60세: 성인 용량의 3/4~1/1

60세 이상: 성인 용량의 3/4

## 11  추나요법[11]

### 1) 개요

추나요법은 한의사가 손 또는 신체 일부분을 이용하거나 추나 테이블 등의 보조 기구를 이용하여 환자의 신체 구조에 유효한 자극을 가하여 구조적 · 기능적 문제를 치료하는 수기 요법이다.

### 2) 추나요법의 역사

『黃帝內經(황제내경)』의 導引按蹻法(도인안교법)에서 출발하였다. 導引(도인)이란 근육과 골격을 돌려주고, 사지관절을 움직여 주는 것이며, 按(안)이란 피부와 근육을 눌러주는 것이고, 蹻(교)란 수족을 들어 올리는 것이었다.

### 3) 이론적 배경

#### (1) 추나와 陰陽五行

추나요법은 음양이론에 의해 인체의 평형을 유지하고 평형이 깨진 상태를 원래의 모습으로 복구하는 데 의미가 있다. 추나요법에도 오행의 상생, 상극, 상승, 상모의 원리가 적용된다.

#### (2) 추나와 장부 경락

추나요법은 경락을 소통시킴으로써 장부연락과 음양상교를 통해서 장부의 음양 균형을 유지한다.

#### (3) 추나와 영위기혈

營衛氣血(영위기혈)은 인체를 구성하는 중요한 물질과 힘의 기초가 된다. 인체의 각 장부 조직에 대하여 영양, 유윤, 온조 및 보호 작용을 하여 인체의 생리활동을 유지시켜 나간다.

---

11 『방제학』, 한의과대학방제학교수공저, 영림사, 1999

추나요법은 직접적으로 인체의 체표에 작용하여 통경활락, 보허사실, 부정거사하여 기혈을 소통시켜 영위기혈의 조절 기능을 한다.

氣血(기혈)은 정신 활동의 물질적 기초이다. 기혈이 충만해야 비로소 정신이 맑아질 수 있다. 추나요법은 내장을 조절하여 영위기혈의 발생을 돕고, 통경활락하여 기혈순환을 유발하여 氣(기)의 승강 출입을 도모하므로 사람의 정신 건강에도 도움이 된다.

### ⑷ 추나와 근골격 및 관절

근육과 뼈, 관절은 인체의 구조를 지탱하면서 운동을 가능하도록 하는 기관이다. 인체는 골에 의해 지지되고, 근육으로 고정되고 있으며, 관절이 원활하게 운동함으로써 그 형체를 이루고 그 움직임을 얻는다. 추나요법은 이런 골, 근육, 관절 순환과 운동에 직접 작용하는 치료법이다.

### ⑸ 추나와 변증

추나요법은 병의 위치가 어느 장부에 속하는지, 또는 인체의 상초 · 중초 · 하초 어디에 속하는지, 表證(표증)인지 裏證(리증)인지를 변별해야 한다. 정기와 사기의 상태를 확인하여 虛實(허실)을 변별해야 한다. 병의 원인이 六淫(육음)인지, 외상인지, 내상인지 변별해야 한다. 그리고 질병의 단계에 대한 변증도 필요하다.

## 4) 추나요법의 작용 원리

### ⑴ 추나요법 작용 개요

추나요법의 작용 원리는 '힘'과 '에너지'와 '신호'가 작용한다고 할 수 있다.

① 해부학적 위치 이상 교정

② 내부 에너지와 생체 신호 조절

③ 해부 위치의 교정과 내부 에너지 및 생체 신호 조정

## ⑵ 추나요법의 연부 조직 손상 치료 원리

연부 조직의 범위는 일반적으로 피부, 피하조직, 근막, 근육, 근건, 인대, 활막, 관절낭, 반월판, 연골, 섬유륜 및 말초신경, 혈관 등을 포함한다. 이러한 연부 조직은 체질 허약, 과다한 노동, 지속적인 활동, 누적된 피로 등 각종 요인에 의해서 손상될 수 있다.

① 舒筋通絡(서근통락)

추나요법으로 '서근'이라고 하여 근육을 직접적으로 풀어주는데 그 기전은 3가지다.

첫째, 국부 순환을 강화하여 국부 조직 온도를 상승시킨다.

둘째, 적당한 자극으로 국부 조직에 통증을 감소시킨다.

셋째, 긴장 또는 경련된 근육을 충분히 당겨서 늘려주어 그 긴장과 경련이 해소되고 통증도 소실된다.


추나요법은 '통락'이라고 하여 순환을 통한 근육 긴장을 해소하는데 그 기전은 다음 3가지다.

첫째, 혈액 순환을 강화하여 손상 조직 복구를 촉진한다.

둘째, 국부 순환을 촉진하여 손상으로 인한 혈종이나 수종 흡수를 촉진한다.

셋째, 연부 조직이 유착되는 것을 풀어주는 데 도움을 줄 수 있다.

② 理筋整復(이근정복)

방사선 촬영으로 골격 형태를 본다고 하더라도, 복잡한 연부 조직에 대해서는 모두 관찰하는 것은 어렵다. 그래서 임상에서 촉진은 매우 중요하다. 촉진 중에 발견되는 각각의 조직, 갖가지 형태의 변위를 적시에 교정하여 근맥과 경락을 잘 조절해주면 기혈 운행이 잘되어 통증도 제거된다. 근육, 근건, 인대가 완전히 파열된 경우에는 외과적으로 봉합해야만 복구가 된다. 그러나 부분 파열된 경우에는 적당한 수기법으로 理筋(리근)하여 단열된 조직을 어루만져 바로 잡은 후 고정시켜 주면 동통을 경감시킬 뿐 아니라, 파열된 부위를 다시 붙일 수 있다.

골관절의 변위나 인대 손상에 대해 적극적인 조치를 취하여 바로 교정해 주어야만 근육 경련을 완화하고 관절 기능을 회복시키기에 유리해진다.

③ 活血祛瘀(활혈거어)

활혈거어는 혈액 순환을 도모하여 정체된 어혈을 제거한다는 의미이다.

추나요법은 치료에서 세 가지 방면의 '움직임'을 이야기한다. 첫째, 조직의 활동을 촉진하고, 둘째, 기혈의 순환을 조절하며, 셋째, 전신 관절을 수동 운동시킨다. 이런 움직임들이 혈액 순환을 개선해 정체된 어혈을 제거하여 재생을 돕는다.

## 5) 추나요법의 치료 작용

연부 조직 손상의 원인으로는 ① 기계적 작용 요인으로 타격, 짓눌림, 타박 등 ② 물리적 요인으로 고온, 한랭 등 ③ 화학적 요인으로 산이나 염기 등 ④ 생물적 요인 및 인체의 건강 상태 저하, 기후 변화, 연령 요인 등이 있다. 각각의 요인에 의해서 서로 다른 손상이 조성될 수 있으며, 손상을 초래하는 요인에 따라서 손상의 성질이 결정된다.

연부 조직이 손상되면, 일련의 병리 변화가 나타나게 된다. 가벼운 손상에는 대부분 국부 조직의 손상만 나타난다. 그래서 손상의 회복 과정에서 전신 반응은 적게 나타난다. 하지만 손상이 심하면 뚜렷한 전신 반응이 출현할 수 있으며, 병리 변화도 상대적으로 복잡하다. 일반적으로 연부 조직 손상 후, 기본 병리 변화에는 충혈, 수종, 국부 허혈, 출혈 및 이어서 발생되는 조직 섬유의 변성, 괴사 등 무균성 염증 반응이 출현한다. 외래적 폭력이나 노손이 연부 조직에 작용하면 조직의 출혈이나 삼출물이 발생하여 혈종이나 종창이 형성된다. 보통 2주 후에 흡수가 되거나 흉터가 남는다. 조직 유착이나 정상적 해부 구조에 미세한 변화나 기형이 발생하기도 한다. 손상된 조직은 칼슘화, 골화 자극이 발생하고 주위 조직을 압박하여 임상 증상을 일으킨다. 말기에 근육 위축이 심해지면 운동 기능에 영향을 주게 된다.

① 피부 마찰

피부의 구조와 기능에 맞춰 여러 가지 추나요법을 사용하여 피부를 자극하여 병을 치료하고 건강을 유지한다. 피부에 대한 부드러운 추나요법은 간지러움을 자극하여 신경을 흥분시키는 기법이다. 그리고 보통 강도의 피부 마찰법은 피부 표층의 노화된 세포를 탈락시키고 피부 호흡을 개선하며 피부 분비를 촉진한다. 강한 수기법은 피부 속에 엔돌핀 유사 물질을 발생시켜 피부 혈관과 신경을 활성화해주며, 모세혈관을 확장시켜 준다. 혈액의 유속과 혈류량이 증가하면 피부의 혈액 공급과 영양 공급이 개선되고, 피부 심층 세포가 활성화된다.

② 근육 신전

추나요법을 통해 근육을 자극하면, 근육이나 근육군의 혈액 공급이 개선되고, 근육 중에 함유된 글리코겐이 증가하며, 근육 영양 공급이 유도된다. 그리고 손상된 근육 복구와 대사 산물 제거를 촉진시킨다. 또한 근육 중의 신경 감각 수용체와 경락 자극으로 전신 조절 반응을 일으킨다. 이렇게 추나요법으로 근육의 병변을 예방, 치료할 뿐 아니라 근육을 신전시켜 근육 휴식 효과를 얻을 수 있다. 연구에 의하면 추나 치료는 소극적인 휴식보다 근육 피로를 해소하는 데 더 효과적인 것으로 밝혀졌다.

③ 유착 해소

추나요법은 물리적 힘으로 유착을 박리시키고, 기능을 회복시켜 준다. 또한 국부의 혈액 공급을 개선하고 신진대사를 촉진하여 상실된 균형 상태를 바로 잡아 줄 수 있다.

④ 관절 활동

관절이나 인근 조직에 염증, 경련, 유착이 발생하면 관절 운동에 영향을 미치게 된다. 추나요법을 통해 근막과 인대의 탄력과 활동 범위를 증가시키고, 관절의 활액 분비와 관절 주위의 순환을 촉진한다. 또한 관절낭의 당김과 종창을 해소하며, 관절 주위 근육의 경련을 완화하고, 관절의 온도를 상승시켜 준다. 그뿐만 아니라, 추나요법을 통해 관절을 수동 운동시켜 관절의 유착 해소, 근육신전, 변위 교정 작용을 통하여 관절과 주변 근육의 활동 장애를 빨리 회복시킬 수 있다.

⑤ 통증 해소

통각 수용체는 피부의 표층에 존재하여 압박, 한랭, 마취제 등이 있으면 통각은 다른 감각보다 빨리 소실된다. 그러나 산소가 부족한 상황에서는 이와 반대로 통각이 늦게 소실된다. 이런 통각 기전에 맞추어 추나요법에서는 통증 발생 부위 내부 환경 개선으로 통증을 제어한다. 혈액 순환 개선, 부종 제거, 신경 말초에 대한 신경 전달 물질의 자극 감소와 제거를 통해 통증을 제거할 수 있다. 또한 추나요법에서 피부 심부의 감각수용체 자극으로 신경 분비 반응을 유도하여 통증에 대한 역치를 높여주는 방법으로 통증을 없애기도 한다.


**6) 추나요법의 氣血(기혈) 및 內臟(내장) 기능 조절 원리**

추나요법은 내장 기능에 대한 음양 평형 조정 작용을 하며, 이러한 음양 평형 조정 작용은 경락을 통하여 하게 된다. 경락은 전신에 두루 퍼져 있으며, 안으로는 장부에 속해 있고, 밖으로는 체표에 연결되어 있다. 그리고 경락에는 기혈이 순환하고 있다. 추나요법은 체표의 국부에 작용하여 기혈 순환을 도모하고 경락을 통해 내부 장부의 기능도 조절한다.


⑴ 추나요법의 기혈에 대한 작용

① 기혈 생성

추나요법은 건비위 작용을 통해 인체의 기혈 생성을 촉진하고, 동시에 소통경락 작용을 통해 간의 소설 기능을 강화하여 기가 퍼져 나가는 것을 촉진한다. 이렇게 하여 생혈, 활혈, 섭혈하여 인체의 생리적 순환을 활성화해준다.

② 脾胃(비위) 및 기혈 순환 작용

추나요법을 통한 비위의 조절은 주로 위 기능을 강화하고 氣(기) 순환을 촉진하는 데 있다. 임상 치료에서 보통 복부에 추나요법을 시술하면 위의 소화 기능이 강화된다.

추나요법의 기혈 순행에 대한 작용은 소통 경락, 간 소설 기능 외에 직접적으로 기혈 순행 내부 에너지를 변화시킴으로써 기혈 순행 작용을 유발할 수 있다.

## (2) 補瀉(보사) 작용의 내장 기능 조절

추나요법은 직접적인 보사 물질이 체내로 들어가는 것은 아니지만, 체표의 일정 부위를 자극하여 기능을 촉진하거나 기능 항진을 억제하는 작용을 한다. 이런 작용을 '補(보), 瀉(사)'라고 할 수 있다.

### ① 수기법의 자극 성질과 양에 따라 달라지는 補瀉(보사) 작용

어느 장부에 대해 약한 자극을 가해주면 생리 기능을 흥분시켜 활발하게 하고, 강한 자극을 가해주면 생리 기능을 억제할 수 있다.

작용 시간이 비교적 짧은 강한 자극은 장기의 생리 기능을 억제하므로 '瀉(사)'라고 할 수 있고, 작용 시간이 비교적 긴 가벼운 자극은 장기의 생리 기능을 흥분시켜 활발하게 하므로 '補(보)'라고 할 수 있다. 이런 의미에서 강한 자극은 '瀉法'이고, 가벼운 자극은 '補法'이다.

### ② 수기법 속도, 방향과 보사

수기법의 속도가 높으면 瀉法이고, 속도가 느리면 補法이다.

소아 복부 수기 방향이 시계 방향이면 사법이고 반시계 방향이면 보법이다.

## 7) 추나요법의 치료 원칙

추나요법도 치료 원칙은 변증론치의 기본 정신을 바탕으로 해야 한다.

## (1) 치병구본

### ① 정치와 반치

정치는 한열허실을 변별한 후 한자열지, 열자한지, 허즉보지, 실즉사지의 방법을 사용한다.

반치는 색인색용, 통인통용의 방법 등을 사용한다.

② **치표와 치본**

표본 완급을 생각하여 일반적인 경우는 본치를 하고, 급한 경우는 표치를 하여야 한다.

## (2) 음양 조절

질병의 발생은 음양의 상대적 균형이 파괴된 것이다. 음양의 편승 편쇠를 조절하는 것이 치료의 핵심이다.

① **음양편승**

陰邪(음사)나 陽邪(양사)가 많은 것이다. 치료할 때에는 '損其有餘(손기유여)'의 방법을 쓴다.

② **음양편쇠**

정기 중에서 음 또는 양이 약해진 것이다. 음허 또는 양허라고 한다.

③ **因時(인시), 因地(인지), 因人(인인)制宜(제의)**

계절, 지역, 사람의 체질과 연령 등에 따라 각각 상응하는 치료 방법을 선택해야 한다는 의미이다.

## 8) 추나 수기법

추나 수기법의 운용 원칙은 다음과 같다.

① 일정한 힘이 있어야 한다.

② 일정 시간 이상 꾸준히 지속되어야 한다.

③ 동작은 리듬이 있어야 한다.

④ 가볍되 들뜨지 않아야 하고, 무겁되 정체되지 않아야 한다. 자연스럽게 시술한다는 의미이다.

### (1) 파동 수기법
손가락, 손바닥, 손목을 이용하여 연속적인 파동을 일으키는 방법이다.

### (2) 마찰 수기법
손가락, 손바닥, 팔꿈치를 이용하여 체표면을 비벼서 마찰하는 방법이다.

### (3) 진동 수기법
리드미컬하게 인체에 진동을 가하는 방법이다.

### (4) 제압 수기법
손가락, 손바닥 등을 이용하여 체표를 눌러주는 방법이다. 상하나 좌우로 대칭적으로 누르기도 한다.

### (5) 고격 수기법
손가락, 손바닥, 손등, 손날, 기구 등으로 두드리는 방법이다.

### (6) 관절 운동 수기법
관절 운동을 유도하는 방법이다.
   ① 요법 - 관절 회전을 시키는 방법
   ② 방법 - 양손으로 방향을 바꿔가며 힘을 주어 순간 교정하는 방법
   ③ 발신법 - 관절을 견인하는 방법

### (7) 수동 운동 수기법
인체 각 가동 관절을 수동적으로 견인, 요동, 굴신시키는 방법이다.

## 9) 추나요법의 분류
### (1) 정골 추나 기법

신체 관절 구조물에 시행하는 추나요법이다. 시술자가 환자의 관절에 해부학적 한계 내에서 생리적 운동 범위(ROM)를 넘어서도록 손을 이용해 고속저진폭 스러스트(thrust)를 가함으로써 대상 관절을 이동시켜 비틀림을 재정렬하거나 변형시키는 직접적인 기법이다. 이는 특정 해부학적 접촉점에 대하여 길거나 짧은 지렛대 효과를 이용하여 스러스트의 속도, 진폭, 방향을 조절하는 것이 특징이다. 교정 시 관절에서 연발음이 발생할 수 있다.

⑵ 근막 추나 기법
신체의 연부 조직에 시행하는 추나요법이다. 근육, 건, 인대, 근막 등 신체 연부 조직의 치료를 목적으로 시행한다. 통증 완화 및 염증, 울혈, 근경련의 감소, 국소 순환과 연부 조직 신장을 향상하기 위하여 시행한다.

## 10) 금기증
추나요법은 관절의 가동 저항점을 넘어서는 강한 수동적 운동을 포함하므로 부적절한 수기 및 동작은 위험 요소가 될 수 있다. 부적절한 추나요법은 관절, 근육의 손상을 유발하거나, 관련된 질병을 악화시키거나, 적절한 치료 시기를 놓쳐 생명에 영향을 줄 수 있다. 따라서 추나요법을 시행할 때에는 상대적·절대적 금기증에 대해 유념해야 한다.

⑴ **상대적 금기증**: 대사성 질환으로 인한 골 약화, 양성 골종양(骨腫瘍)이 있는 환자, 출혈성 질환 혹은 항응고제를 복용하는 환자, 수술 후 감염의 우려가 있는 관절 질환을 가진 환자의 경우 유의해야 한다. 이러한 금기증이 있는 환자에게 잘못된 추나요법을 시행할 경우 합병증을 유발할 가능성이 높다.

⑵ **절대적 금기증**: 급성 골절, 악성 척추 종양, 척추 관절의 감염성 질환, 급성 척수 병증 혹은 마비 증후군 등이 있는 환자의 경우이다. 그러나 이러한 질환에서도 해당 부위에 대한 국소적인 추나요법은 금기가 될 수 있지만, 다른 형태의 추나요

법이나 금기증이 있지 않은 부위에 대한 추나요법 모두를 금지하는 것은 아니다.

### 11) 예방 의학으로서 추나 의학

관절의 생체 역학적 기능 장애는, 관련된 다양한 통증의 주요 원인이 되며, 척추의 퇴행성 변화를 일으키는 잠재적 원인이 된다. 생체 역학적 장애가 지속될 경우, 비정상적인 부하가 반복적으로 일어나고 결국 관절 연부 조직이 약화되고 조직 내 피로가 축적되게 된다. 예를 들면 관절낭이 이완되고 추간판이 붕괴되면서 관절이 국소적으로 불안정성을 띠게 되는 상황이 오기도 한다. 추나요법은 임상에서 적절하게 진단하고 평가하여 환자의 역학적 기능 부전을 비교적 초기 단계에 찾아내고, 회복 불가능한 만성 단계로 진행되기 전에 치료하는 데 그 의의가 있다.

## 1) 개요

### (1) 한방 간호학

한방 간호학(oriental nursing, 韓方看護學)이란 한의학적 방법으로 이루어지는 간호 활동이나 간호 행위를 말한다. 한의학의 기본 이론인 음양오행의 철학적 배경 및 학문적 지식의 이해를 바탕으로, 간호 대상자의 건강을 유지·증진하기 위하여 신체적, 정신적, 사회적으로 자연과 조화 및 균형을 유지하여 최적의 심신 상태에 도달하도록 돕는 것을 의미한다.

### (2) 한방 간호사

의료법 제2조 2항 5호에 의하면 간호사의 업무는 아래와 같다.

① 환자의 간호 요구에 대한 관찰, 자료 수집, 간호 판단 및 요양을 위한 간호

② 의사, 치과의사, 한의사의 지도하에 시행하는 진료의 보조

③ 간호 요구자에 대한 교육·상담 및 건강 증진을 위한 활동의 기획과 수행, 그 밖의 대통령령으로 정하는 보건 활동

한방 간호사는 법적인 공식 용어는 아니며, 한의학을 전문으로 하는 간호사나 한방 의료기관에 근무하는 간호사를 말한다. 그래서 한방 간호사는 별도의 면허 또는 이에 준하는 자격증이 없으며, 간호학을 전공하는 대학에서 간호 교육을 이수하고 국가고시에 합격한 후 간호사 면허를 취득한 간호사가 한의학 관련 의료 기관에 근무하고 있다.

### (3) 한방 간호 교육

2004년에 실시한 우리나라 한방 간호 교육 실태 조사에 따르면, 4년제 대학교의

---

12 『한방간호학 총론』, 동서간호학연구소, 수문사, 2000

　　『한방간호학』, 하헌용 등, 한미의학, 2010

53개교 중 24개교(20.5%), 3년제 대학교 64개교 중 35개교(29.9%)가 한방 간호 교육을 실시하고 있으며, 한방 관련 교육 교과목의 이수 학점은 1~3학점 범위이다.

## 2) 한방 간호의 역사와 발전

### (1) 한방 간호사의 역사적 배경

한의학에서 치료와 간호의 영역을 명확하게 나누어 설명하기는 어렵다. 한의학은 오랜 역사를 가지고 있지만 학문적 특성상 통합과 상호작용을 중요하게 여겼으며, 사회의 직업적 분화도 이루어지지 않았기 때문이다. 또한 간호는 숙련보다 정성이 중요하다고 생각하여, 환자의 가족이 담당해야 한다고 여겼다.

전통 사회에서는 간호란 단어가 없으므로 간호에 대한 개념은 가족의 건강을 증진하고 질병을 회복하는 여성의 건강 간호에 대한 다양한 활동으로부터 유래하였다고 할 수 있다. 전통 사회에서 간호란 일반적으로 어머니의 역할 중 하나로 받아들여졌으며, 간호란 다른 사람의 건강 유지, 건강 증진, 그리고 질병으로부터 회복을 위한 돌봄 활동으로 간주된다. 따라서 한방 간호라고 할 수 있는 전통적인 간호 활동은 환경, 식이, 운동, 침상 간호, 투약, 태아 교육, 신생아 간호와 관련하여 돌보는 활동이라고 할 수 있다.

### (2) 한방 간호사의 역사

조선 시대에는 태종 6년에 처음으로 일반 대중들의 치료를 위해 제생원을 설치하고 '의녀'를 두었다. 이는 의녀 제도의 시작으로 볼 수 있으며, 어린 소녀 수십 명을 선발하여 맥 짚는 법과 침과 뜸의 시술법을 가르쳐서 부인들의 질병을 보게 하였다. 이후 영조 때 『속대전』, 정조 때 『대전통편』에 '내국 의녀'와 '혜민국 의녀'를 구분하여, 현대의 여의사와 간호사와 같은 임무를 부여한 기록이 있다. 이를 미루어 의녀는 여성을 선발하여 주로 부인과 질환을 치료 간호하는 위치에 있었음을 알 수 있다.

현재 전국 11개 한의대의 부속 한방 병원, 전국 한방 병원 및 한의원에서 한방 간호사의 수요는 증가하고 있다. 따라서 간호학과 내 한방 간호학 이론 및 실제에 대한 한방 간호 교육이 필요하다.

### (3) 한방 간호학의 관점

간호의 대상인 인간을 어떻게 보는가의 관점에 따라 간호관 정립 방향이 결정된다. 한의학에서는 인간은 자연과 합일적인 존재이고, 몸과 마음이 하나인 전체성을 가진 존재이며, 자연의 원리에 따라 순응 조화할 때 건강을 유지할 수 있다고 본다. 이와 같이 인간을 부분의 합이 아닌 통합된 전체로서 환경과 밀접한 관계를 가지고 있다고 보는 것이 한방 간호학의 기본 관점이라 할 수 있다. 여기에 체질과 개인차를 구분하여 치료와 양생 방법을 적용하는 것이 적절한 방향이라 생각한다.

최근 보건 지식 수준과 위생 개념의 향상으로 감염성 질환보다는 성인병, 노인 질환 등 만성 질환이 늘어나고 있다. 그래서 치료의 개념보다는 관리의 개념이 증가하고 있는 추세이다. 따라서 자연 치료법의 강조와 함께 자연과 조화를 이루어 순응하는 방법을 가르치는 한의학적인 섭생법과 건강 유지법을 응용한 새로운 간호 방법이 요구된다.

## 3) 한방 간호학의 발전 방향

### (1) 정신에 관한 사항

한의학에서는 심신일여라고 하여 인간의 정신적 부분과 육체적 현상들이 따로 떨어져 있는 것이 아니라 하나의 생명 현상으로 보았다. 그리하여 인간의 감정인 화냄, 기뻐함, 우울함, 생각, 슬퍼함, 공포, 놀람 등이 인간의 장부에 영향을 미치고, 그 장부의 상태는 전신의 건강에 영향을 미친다. 그래서 한방 간호는 환자의 정서적 안정을 도모하고 정신적 자극을 제거하는 것이 기본 방향이다.

### (2) 기후에 관한 사항

한의학에서는 천인상응이라고 하여 인간은 자연환경과 떨어질 수 없고, 생명활동 과정에서 자연의 영향을 받고 있다. 그래서 풍, 한, 서, 습, 조, 화라는 기후

환경 조건들이 인간에게 영향을 미친다. 그러므로 한방 간호에서는 주위 환경 위생과 관련하여 병실, 기후에 관한 면에서도 세심한 접근이 필요하다.

### ⑶ 음식에 관한 사항

한의학에서는 모든 음식과 약물들이 기미론의 의미인 사기와 오미의 관점으로 접근하고 있다. 사기란 한, 열, 온, 량으로 음식을 먹은 후에 몸의 변화를 말하고, 오미란 음식의 산, 고, 감, 신, 함의 맛을 말하는데, 맛이라는 것은 그 음식에 들어 있는 대체적인 성분을 말한다. 한방 간호학에서는 음식물의 선택, 음식물의 금기, 음식물의 절제, 음식물의 작용에 관한 접근이 필요하다.

### ⑷ 기거에 관한 사항

휴식과 운동의 경우 환자의 질병, 성질과 증상에 의하여 결정되는데 만성병 환자의 경우에는 경미한 운동은 기혈의 운행을 도와준다. 그러나 열성병이나 쇠약한 환자의 경우에는 운동보다는 휴식이 더 필요하다. 휴식 방법 중에 가장 좋은 것은 잠자는 것이다. 한의학적 수면 방법을 환자 간호에 적절히 활용할 필요가 있다.

### ⑸ 치료에 관한 사항

치료에 관련된 한방 간호의 역할은 다양하고 광범위하다. 한의학적 이론과 치료에 대한 이해를 통해, 한의사의 치료 과정을 보조하는 수동적인 입장에서 벗어나, 한의학적 치료를 능동적으로 활용하고 처치하는 것이 필요하다.

## 13 미생물학과 면역학[13]

### 1) 개요

미생물은 눈으로 볼 수 없는 작은 생물을 말한다. 생물은 동물계와 식물계, 원생생물계로 나눈다. 원생생물은 바이러스, 핵이 있는 원생생물, 핵이 없는 원생생물 세 가지가 있다. 미생물학의 대상은 바이러스, 원충 동물, 진균, 세균, 리켓치아, 클라미디아, 미코플라스마 등을 다룬다. 그 중 특히 사람이나 동물에게 질병을 일으키는 미생물을 병원 미생물이라 한다.

미생물학은 이런 병원 미생물의 특성, 발병기전, 면역기전을 이해하여 감염병의 진단, 치료, 예방, 관리 능력을 키우는 학문이다.

### 2) 세균학

(1) 세균의 형태와 구조

　① 세균의 형태에 따른 분류

　　㈎ 외형에 따라

　　　구균, 간균, 나선균으로 나뉜다.

　　㈏ 배열에 따라

　　　단구균, 쌍구균, 사련구균, 팔련구균, 연쇄상구균, 포도상구균, 연쇄상간균으로 나뉜다.

　② 세균의 구조

　　㈎ 세균은 세포벽으로 싸여 있고, 세포벽의 주성분은 펩티도글리칸이다. 세균은 그램양성균과 음성균으로 구별할 수 있는데, 그것은 세포벽의 구조에 따라 염색성이 다르기 때문이다.

　　㈏ 세포질막은 세포벽 안에 있다. 물질 투과와 수송에 관여한다.

　　㈐ 세포질은 세포질막에 둘러싸인 내부이다.

---

13 『최신미생물학』, 박완희 등, 정문각, 1998

　『면역학』, 대한미생물학회, 이퍼블릭, 2008

(라) 메소좀은 세포벽 격벽합성, 핵의 복제에 관여한다.

(마) 핵은 핵막이 없이 세포질 내에 존재하며 DNA로 구성되어 있다.

(바) 세균의 세포벽 밖에는 다당체, 단백이 존재하는데 이것을 협막이라고 한다.

(사) 세균은 환경이 부적당한 경우 아포를 형성한다. 아포는 영양분 부족, 건조, 열, 소독약에 대해 저항력이 강하여 부적당한 환경에서 오랫동안 생존한다.

(아) 편모는 세포질막에서부터 나와서 세포벽을 관통하여 균체 밖으로 나와 있는 기관이다. 균체의 운동에 관여한다.

(자) 섬모는 단백질로서 편모보다 가늘고 직선이며 중심부에는 구멍이 있다. 균체의 운동과 관련은 없다.

③ 세균의 관찰

염색법에는 단염색법과 그램염색법 등이 있다.

(2) 세균의 영양과 대사

① 세균의 영양소는 물, 탄소원, 질소원, 무기염류, 발육인자가 있다.

② 세균의 대사는 이화작용과 동화작용, DNA 복제, 단백질 합성, 세균의 분열과 증식이 있다.

(3) 세균의 증식

세균의 증식 조건에는 습도, 온도, pH, 산소, 이산화탄소, 삼투압이 영향을 미친다.

(4) 세균의 유전과 변이

① 세균은 염색체 DNA의 복제가 이루어져 유전 정보가 전달된다.

② 세균의 변이

세균은 모세포에서 이어받은 형질이 자손에서 변화하기도 한다.

③ 세균 간 유전 형질의 전달과 발현

형질 전환, 접합, 형질 도입, 파지 변환 등이 있다.


(5) 감염과 발증

① 감염이란 어떤 경로로 사람을 포함한 숙주에게 병원 미생물이 침입하여 숙주의 조직, 세포, 체액, 표면 등에 정착 증식하는 것을 말한다.

② 발증이란 이러한 감염의 결과로 숙주의 정상적인 조직 형태와 생리 기능에 이상이 일어나고 그 이상이 임상 증상으로 나타나는 경우를 말한다.


(6) 감염증의 진단

감염증을 진단하기 위해서는 임상적으로 감염증의 증상 및 경과에 따라 진단하는 방법, 병소에서 원인 병원체를 검출하는 방법, 면역혈청학적 진단 방법 등이 사용된다.


(7) 멸균과 소독

① 개요

정상적으로 증식하고 있는 세균에 여러 가지 물리 화학적 물질을 처리하여 균을 죽이는 작용을 살균 작용이라고 한다. 그 강도에 따라 소독과 멸균으로 구분된다.

멸균은 주로 열을 이용하여 병원성균, 비병원성균, 아포 등 모든 미생물을 사멸하는 것이다.

소독은 병원성 균의 감염을 제거하는 것을 말하며 멸균과는 달리 완전한 무균 상태는 되지 않는다.

세척이란 유기물과 오염을 물리적으로 제거하는 것을 말한다.

② 멸균 방법

건조, 광선, 가열, 여과 멸균, 가스 멸균, 방사선 멸균이 있다.

③ 소독 방법

자비 소독, 저온 살균법, 화학적 방법 등이 있다.

### ⑻ 화학 요법
#### ① 개요
감염증 치료에서 병원 미생물에 대해서 강한 살균, 정균 작용을 나타내고 인체에는 비교적 무해한 화학 물질을 화학 요법제라 하고, 이것을 이용해 감염증을 치료하는 것을 화학 요법이라 한다. 이때 사용하는 물질을 항생 물질이라고 한다.

#### ② 화학요법제
세포벽합성저해제, 세포막기능저해제, 단백질합성저해제, 핵산합성제제, 대사길항제 등이 있다.

### ⑼ 감염병의 종류와 대책
#### ① 감염병의 대책
감염병의 전파를 좌우하는 것은 감염원, 감염 경로, 숙주의 감수성이다.

#### ② 예방 접종
예방 접종은 항원인 백신을 접종하여 면역을 얻게 하는 소위 능동 면역법이며 예방 접종 후 면역이 될 때까지 일정한 시간이 필요하다.

백신의 종류는 사균백신(불활성화 백신), 생존백신(약독화백신), 무독화독소 및 성분 백신이 있다.

## 3) 바이러스학
### ⑴ 개요
바이러스는 여러 미생물 가운데 구조와 생화학적 성상, 증식 방식 등이 일반 세균과는 구별되는 매우 작은 감염성 입자이다.

#### ① 바이러스의 구조와 분류
##### ㈎ 바이러스의 기본 구조

바이러스는 다른 미생물과 달리 세포벽, 세포막, 세포질, 핵 등이 없고 광학 현미경으로 관찰할 수 없으며, 전자 현미경을 이용하여 크기를 측정할 수 있는 매우 작은 미생물이다. 바이러스는 유전자의 핵산인 DNA나 RNA 중의 하나만 가지며, 핵산을 중심으로 주위가 단백질로 구성된 캡시드에 둘러싸여 있다.

(나) 바이러스의 분류

핵산의 종류에 따라 DNA 바이러스, RNA 바이러스로 나눈다.

② 바이러스의 증식과 변이

(가) 바이러스의 증식

바이러스는 인공배지에서 증식할 수 없으며 살아있는 세포에 기생하고, 세포의 대사 효소, 재료, 리보솜을 이용하여 자기 성분을 합성하고 증식한다. 바이러스가 세포 내에서 증식하는 과정은 숙주 세포에 흡착 → 세포 내로 침입 → 탈락 → 소재의 합성 → 성숙 → 방출 여섯 단계이다.

(나) 바이러스의 변이

바이러스도 유전자 복제 과정에서 변이를 한다. 숙주역 변이, 약독 변이, 항원 변이, 약제 감수성 변이, 조건치사 변이가 있다.

③ 박테리오파지

동식물을 숙주로 하는 바이러스 외에도 세균을 숙주로 하여 세균체 내에서 증식하고 용균을 일으키는 바이러스가 있다. 이것을 박테리오파지 또는 파지라고 한다.


(2) 바이러스의 감염과 생체 반응

① 바이러스 감염의 양식

(가) 세포 수준에서의 바이러스 감염 양식

세포용해성감염, 불염감염, 지속감염, 트랜스포메이션이 있다.

(나) 생체 수준에서의 바이러스 감염 양식

현성 감염, 불현성 감염, 잠복 감염, 지발성 바이러스 감염이 있다.

② 바이러스 감염과 간섭 현상

종이 다른 바이러스를 동일한 배양 세포나 동물에게 감염시키면 바이러스의 증식이 저지되는 현상을 바이러스 간섭이라고 한다. 간섭 현상에서는 바이러스 감염에 의해 생체 세포에서 생산되는 인터페론이라는 물질에 의해 일어나는 간섭과 인터페론은 관여하지 않고 바이러스 상호의 증식 경합에 의한 간섭이 있다.

③ 바이러스 감염에 대한 면역

미생물 감염에 대한 숙주는 자연 저항성과 획득 저항성을 가지고 반응, 방어를 한다. 또한 면역 응답에는 체액성 면역과 세포성 면역이 있다.

(3) 바이러스에 의한 세포의 종양화

세포를 종양화할 수 있는 바이러스를 종양 바이러스라고 부른다.

(4) 바이러스의 전파 경로와 예방

① 바이러스의 전파

수직 전파(태반 감염, 산도 감염, 모유 감염)와 수평 전파(개체 간에 수평으로 전파)가 있다.

② 바이러스 감염의 예방

바이러스 감염 예방은 감염원, 감염 경로, 숙주 단계별로 시행할 수 있다.

(5) 바이러스 감염증의 치료

바이러스 감염증의 치료는 대증요법, 화학요법, 면역요법 등이 있다.

(6) 바이러스 감염증의 검사법

혈청학적 검사법, 조직병리학적 진단법, 분자생물학적 진단법 등이 있다.

## 4) 진균학

(1) 개요

진균은 자실체 구조를 갖는 버섯을 포함한 진핵 생물이다. 진균증의 약 90%는 12종의 균종에 의해서 일어난다. 그중 피부사상균과 칸디다만이 사람에서 사람에게 전파된다.

## (2) 진균의 형태와 증식

① 진균의 형태는 효모형 진균과 막대형 진균이 있다.

② 사상균의 기본 형태는 균사이다. 균사는 세포가 실 모양으로 되어있다.

③ 많은 진균은 감수분열을 통하여 포자를 형성하는 생식을 한다.

## (3) 진균의 병원성

진균에 의한 질환은 크게 감염증인 ① 마이코시스, 포자에 의한 ② 알러지, 생산된 독소에 의한 ③마이코톡시코시스가 있다.

## (4) 생체 반응과 검사법

진균에 대해서 생체의 호중구의 탐식이 중요하다. 진균의 검사법은 재료를 직접 검경하는 방법과 분리 배양하는 방법이 있다.

## (5) 진균의 치료와 예방

진균은 진핵생물이기 때문에 진균에만 작용하고 인체에 부작용이 적은 약재를 발견하기가 어렵다. 항생물질, 합성 약재 등으로 치료한다.

병원 내에서의 예방은 칸디다 등의 기회감염균에 대응하는 것이 중요하다. 항생 물질과 스테로이드를 장기간 사용하고 있는 저항력이 떨어진 환자에 대해서는 감염에 조심해야 한다. 소독약으로는 역성비누와 크레졸이 유효하다.

## 5) 원충학

## (1) 개요

원충은 생물학에서는 원생동물이라 일컫는 핵과 세포질로 된 단세포 생물이다.

## ⑵ 원충의 분류 및 감염

원충은 근족충류, 편모충류, 섬모충류, 포자충류로 나뉜다.

아메바는 물과 음식물에서 감염, 톡소플라즈마는 흙과 음식물, 주혈원충류는 곤충류, 질 트리코모나스는 성적 접촉에 의해 전파된다.

## 6) 면역학

### ⑴ 개요

면역이란 생체의 내부 환경이 외부 인자인 항원에 대하여 방어하는 현상이다.

　① 면역의 특징

　　㈎ 반응의 특이성

　　　어떤 이물질에 대해 그 반응을 일으킨 물질과 같거나 유사한 물질일 경우에만 반응하고 작용하는 것을 특이성이라고 한다.

　　㈏ 면역학적 기억

　　　한 번 면역된 개체가 같은 면역학적인 자극을 다시 받으면, 처음에 비해 보다 신속하게 강한 면역 반응을 나타내는 것이다.

　　㈐ 반응의 다양성

　　　같은 이물질에 대해서 생체에 침입하는 양이나 경로에 따라 다른 면역 반응이 나타난다.

　　㈑ 자기 관용성

　　　자신의 생체 조직은 자기로 표시된 표식이 있기 때문에 면역 관용이 일어난다.

　　㈒ 면역의 협동성

　　　B세포와 T세포는 생체의 면역 반응에서 서로 협동하여 작용한다.

　② 면역계의 구성

　　㈎ B세포

　　　백혈구 중에 B세포는 체액성 면역을 담당한다.

　　㈏ T세포

T세포는 세포성 면역을 담당한다.

㈐ 대식세포

항원을 처리하여 림프구에 전달해주는 보조 세포이다. 인터루킨을 생산하여 림프구의 증식과 성숙 과정을 촉진한다.

③ 면역의 종류

㈎ 체액성 면역

B세포가 형질 세포로 분화하여 항원에 특이적인 항체를 생산하는 것이다.

㈏ 세포성 면역

항원 특이적인 감작 T세포가 유도되어 면역을 일으키는 것이다.


(2) 항원

생체에 면역 반응을 일으키고, 유도된 면역에 특이적으로 반응하는 물질을 항원이라고 한다.


(3) 항체

① 개요

생체에 침입한 항원에 대응해서 면역계에 의해 만들어진 항원과 특이적으로 반응하는 물질을 항체라고 한다. 체액성 면역을 담당하고, 면역글로불린이라고 부른다.

② 면역글로불린의 종류

사람의 면역글로불린은 IgG, IgM, IgA, IgD, IgE의 다섯 가지가 있다.

③ 항원 항체 반응

항원과 항체는 특이적, 정량적으로 결합하여 항원항체 복합물을 만든다. 침강 반응, 응집 반응, 중화 반응, 보체가 관여하는 항원 항체 반응 등이 있다.

⑷ 항체 생산

항원이 생체의 면역계를 자극하기 위해서는 항원제시세포가 필요하다. 항원제시세포는 주로 대식세포로 구성되어 있는데 복잡한 항원 물질을 세포 내에서 처리하고 비자기 항원을 그 막의 표면에 표출시켜 면역 림프구를 자극한다. 항원제시세포가 없으면 면역 반응은 진행되지 않는다.

항체 생산에는 촉진과 억제의 조절이 있다. 촉진은 보조 T세포에 의해 생기는데, B세포의 분열 증식과 분화를 촉진한다. 억제는 억제 T세포에 의해 조절된다.


⑸ 세포성 면역

지연형과민증, 이식 면역, 종양 면역, 감염방어 면역이 있다.

세포성 면역에는 T세포가 관여하는데, T세포는 $CD_4{}^+$ T세포, $CD_8{}^+$ T세포가 있다.


⑹ 면역병

　① 과민증

　　면역 반응이 생체를 상해하거나 불리한 결과가 되는 경우를 과민증, 또는 알러지라고 한다.

　② 자가면역질환

　　어떤 원인으로 자기 조직에 대한 면역 반응이 발생하여 조직 상해를 일으키는 경우를 자가면역이라고 한다.

　③ 면역 증식 증후군

　　면역계의 구성 세포인 림프구가 감염 또는 종양화되어 이상 증식을 하고 병적 상태를 일으키는 경우를 면역 증식 증후군이라 한다.

　④ 면역 부전 증후군

　　면역 기구의 이상으로 정상적인 면역 반응 작용을 할 수 없을 때 면역 부전 증후군이라고 한다.

한의과대학에서 해부학은 굉장히 중요한 위치를 차지하고 있고, 배우는 기간이 길고, 이수 학점이 많고, 실습 과정도 반드시 거쳐야 한다. 해부학은 미세해부학(조직학)과 육안해부학(해부학)으로 나눈다.

## 1) 조직학

조직학은 생물 재료의 현미경적 구조와 각 구성 성분 간의 구조적, 기능적 관련성을 연구하는 학문이다. 조직학에서 주로 다루는 분야는 세포, 상피 세포, 버팀 세포와 세포 바탕질, 수축 세포, 신경 세포, 혈액 세포, 면역 계통, 혈관 및 림프관 계통과 심장, 호흡 계통, 소화관, 간, 근육 뼈대 계통, 내분비 계통, 비뇨 계통, 남성 생식 계통, 여성 생식 계통, 피부와 가슴, 특수 감각 기관이다.

## 2) 육안 해부학

육안 해부학의 공부 방법은 크게 세 가지로 나눈다.
Regional Anatomy, Systemic Anatomy, Clinical Anatomy이다.

① Systemic Anatomy

Systemic Anatomy는 인체 기관별로 구분하여 배우는 해부학이다.
피부계, 골격계, 관절계, 근육계, 신경계, 순환계, 소화기계, 호흡기계, 비뇨기계, 생식기계, 내분비계로 분류한다.

② Regional Anatomy,

Regional Anatomy는 인체의 주요 부위 또는 분절로 나누어 연구하는 해부학이다. 머리, 목, 몸통, 상지, 하지 등으로 나누어 연구한다.

③ Clinical Anatomy

Clinical Anatomy는 실제 임상에서 인체 구조와 기능의 중요 부위를 중

---

14 『Clinically Oriented Anatomy』, F.Keith L.Moore, LWW, 2006
  『인체조직학』, 박경한 등, 정문각, 2003

심으로 연구하는 분야인데 임상에서 많이 사용된다.

해부학의 상세한 내용은 생략.

**양방생리학과 양방병리학** [15]

양방생리학은 생명의 기원, 발달, 진화에 관여하는 물리적, 화학적 요인들에 대하여 연구하는 학문이다. 일반적으로 해부학이 인체 구조에 대하여 연구한다면 생리학은 인체의 기능에 대하여 연구하는 분야이다.

양방생리학의 구성은 다음과 같다. 세포와 생리학개론, 막과 신경과 근육의 생리, 심장의 생리, 순환, 신장과 체액, 혈구와 면역 그리고 혈액 응고, 호흡, 신경계, 소화기계, 대사와 온도 조절, 내분비와 생식, 운동 생리

양방병리학은 질병을 연구하는 학문으로 병적 상태의 세포, 조직, 그리고 기관들의 구조적, 생화학적, 그리고 기능적 변화를 연구한다.

병리학의 핵심이 되는 네 가지 요소는 질병의 원인, 질병의 발생기전, 몸의 세포 및 기관에서 변화가 유도되는 생화학 및 구조적 변화, 그리고 이러한 변화의 기능적인 결과이다

양방생리학과 양방병리학의 상세한 내용은 생략.

---

15 『의학생리학』, 의학계열교수공역, 정담, 2002

『Pathologic basis of disease』, Robbins, Saunders, 1989

# III

한의학
임상학

# Ⅲ 한의학 임상학

임상에서 한의학 전문 분야는 내과, 소아과, 부인과, 침구의학과, 재활의학과, 신경정신의학과, 사상체질의학과, 안이비인후피부외과의 8개 분야로 나뉜다. 하지만 8개 과목 외에도 한의사들이 다루는 임상 분야에 대해 알아보기로 한다.

### 1 내과학

내과는 한의학의 간, 심, 비, 폐, 신의 5장에 대응하는 간계 내과, 심계 내과, 비계 내과, 폐계 내과, 신계 내과가 있다.

### 1) 간계 내과

간계 내과는 오장 중에서 간과 담을 중심으로 간과 연결되는 질병의 치료와 예방을 하는 분야다. 주로 다루는 분야는 간과 담낭 질환, 혈액 관련 질환, 중풍 관련 질환, 영양 대사, 해독 등이다.

### 2) 심계 내과

심계 내과는 오장 중에서 심장과 소장을 중심으로 심장과 연결되는 질병의 치료와 예방을 하는 분야다. 주로 다루는 분야는 심장과 혈관에 관련된 질환, 두통, 현훈, 중풍, 마비 등이다.

### 3) 비계 내과

비계 내과는 오장 중에서 비장와 위장을 중심으로 비장과 연결되는 질병의 치료와 예방을 하는 분야다. 주로 다루는 분야는 소화기 계통의 질환, 췌장 질환, 복막 질환 등이다.

### 4) 폐계 내과

폐계 내과는 오장 중에서 폐와 대장을 중심으로 폐와 연결되는 질병의 치료와 예방을 하는 분야다. 주로 다루는 분야는 호흡기의 문제인 기침, 가래, 천식 등의 질병, 기의 생성과 운행, 언어와 음성 관련 질환, 땀과 허로, 면역 관련 질환 등이다.

### 5) 신계 내과

신계 내과는 오장 중에서 신장과 방광을 중심으로 신장과 연결되는 질병의 치료와 예방을 하는 분야다. 주로 다루는 분야는 비뇨 생식기 질환, 내분비 질환, 자율신경 질환, 노인병 관련 질환 등이다.

소아과학의 많은 부분은 양방 소아과학과 동일하여, 한의학적 소아과학 부분을 중심으로 설명한다.

### 1) 소아과학의 개요

소아과학은 태어나서 청소년기에 이르기까지 성장 발달 과정에서 신체적, 정신적, 사회적으로 건강하게 잘 자라게 도와주는 학문이다. 또한 연령에 따라 건강 표준을 마련하고, 소아의 생리와 병리를 연구하며, 질병의 예방과 치료 방법을 연구한다. 더불어 한의학적 섭생법을 연구하여 계몽한다.

### 2) 소아의 특징

#### (1) 생리적 특징

소아는 각 장부와 기관 발육이 미숙하고, 형체와 기능도 완전하지 못하다. 소아는 물질 기초와 생리 기능이 미숙하며, 정신면에서도 약한 상태다. 하지만 생장이 빠르고 신진대사가 왕성하며 영양물질, 열량, 체액 요구량이 어른에 비해 상대적으로 높다. 이런 특징을 한의학에서는 陽氣有餘(양기유여), 陰血不足(음혈부족)이라고 부른다.

#### (2) 병리적 특징

① 쉽게 발병된다.

소아는 질병에 대한 저항력이 낮아 외부의 邪氣(사기)에 감염되기 쉽다.

② 쉽게 변화된다.

소아의 질병은 쉽게 악화 경향으로 바뀐다.

③ 쉽게 회복된다.

---

16 『동의소아과학』, 김덕곤 등, 정담, 2002

　　『동의소아과학』, 정규만, 행림출판, 1998

소아는 생기 왕성하고 발육이 빨라서 질병이 발생해도 쉽게 낫는다.

### (3) 치료의 특징

소아는 성인과 달리 질병도 쉽게 걸리고, 쉽게 악화도 되며, 의사와 의사소통도 어렵다. 그래서 진단과 치료가 성인보다 어렵다. 하지만 적절한 진단과 치료가 이루어지면 성인보다 빠르게 회복된다. 그래서 소아는 단순히 성인의 축소판이 아님을 깨닫고, 진단과 치료에 신중해야 한다.

### (4) 變蒸(변증)

한의학에서는 소아가 성장 과정에서 간헐적으로 정상적인 발열과 발한이 나타난다고 본다.

## 3) 예방 소아과학

### (1) 개요

소아과학에서는 출생 전과 출생 후로 나누어 각 질환의 예방에 대해 관심을 가지고 있다.

### (2) 면역

예방 접종, 톡소이드와 수동 면역 등이 있다.

### (3) 각종 사고 예방

교통사고, 추락사고, 창상, 화상, 중독, 이물 흡입과 질식, 익수 사고 등의 우발적인 사고 예방에 신경 써야 한다.

### (4) 태교

#### ① 개요

출생 전부터 태아는 환경의 영향을 받게 된다. 어머니가 먹는 음식, 복용하는 약, 질병, 호흡하는 공기, 정서적 변화 등이 뱃속에 있는 아이에게 영향을 준다.

태교란 심신이 건강한 아기의 수태와 태내 발달 및 출생을 위하여 부모가 될 부부가 임신을 준비하는 기간부터 아기의 출생까지 수행하는 모든 교육적 노력을 말한다.

② 한의학에서 말하는 태교들

   ㈎ 조용한 곳에서 지내며 자세를 바르게 한다.

   ㈏ 기쁜 마음으로 지낸다.

   ㈐ 조용한 음악을 듣는다.

   ㈑ 교양서적을 읽는다.

   ㈒ 임신이 확인되면 성생활을 절제한다.

   ㈓ 놀라지 않도록 한다.

   ㈔ 과도한 욕심을 버린다.

   ㈕ 좋지 못한 일은 보지도 듣지도 말하지도 않는다.

   ㈖ 옷을 너무 덥게 입지 않는다.

   ㈗ 과식하지 않는다.

   ㈘ 술은 가급적 마시지 않는다.

   ㈙ 과로를 피한다.

   ㈚ 너무 누워 있지 말고 수시로 걷는다.

   ㈛ 기름진 음식을 많이 먹지 않는다.

③ 아버지도 같이 정결한 마음을 가지도록 한다.

④ 어머니의 태교

   ㈎ 수태 이전의 심신 관리

      성욕을 억제하고 마음을 깨끗하게 가지도록 한다.

   ㈏ 임신부가 먹으면 좋은 음식

      정갈하고 영양가 높은 음식을 권한다.

   ㈐ 임신부 음식 금기

불결하거나 자극적인 음식들이 있다.

㈜ 약물 금기

자극적이고 독성이 있는 약물들을 피한다.

㈜ 임신 중 몸조리

정서 관리에 힘쓰고, 다칠 위험이 있는 경우를 피한다.


(5) 소아 섭생과 육아법

① 養子十法(양자십법)

1. 등을 따뜻하게 한다.

2. 배를 따뜻하게 한다.

3. 발을 따뜻하게 한다.

4. 머리는 서늘하게 한다.

5. 가슴은 서늘하게 한다.

6. 낯선 사람이나 이상한 물건을 보이지 않게 한다.

7. 속을 따뜻하게 한다.

8. 아이가 울 때 젖을 먹이지 않는다.

9. 독한 약을 먹이지 않는다.

10. 목욕을 너무 자주 시키지 않는다.

② 환경

㈎ 옷을 너무 두껍게 입히지 않는다.

㈏ 날씨가 따뜻하고 바람이 없으면 일광욕을 시키면 좋다.

㈐ 기후 변화에 맞게 보살핀다.

③ 교육

㈎ 부모는 항상 아이 옆에 있어 보호를 잘하며 위험한 곳이나 음식이 아닌 것을 먹지 않게 교육한다.

㈏ 아이가 말할 수 있을 때에 옳은 말로 교육에 힘쓴다.

㈐ 아이는 8개월에 손바닥뼈가 성숙하니 기어 다니는 것을 가르치고, 1세

에 보행하도록 돕는다.

## 4) 소아과학에서 다루는 분야

① 신생아 및 초생병

② 호흡기계 질환

③ 소화기계 질환

④ 신경계 질환

⑤ 심혈관계 질환

⑥ 간, 담계 질환

⑦ 비뇨생식기계 질환

⑧ 감염병

⑨ 근골격계 질환

⑩ 알러지

⑪ 쉽게 접하는 증후

⑫ 소아 종양

⑬ 내분비 질환

⑭ 소아 추나

## 3 부인과학[17]

### 1) 개요

부인과학은 한의학 이론에 따라 여성의 해부, 생리, 병리, 임상 과정의 특수성을 파악하여 여성 특유의 질병을 연구하는 학문이다.

여성은 생식 기관이 남성과 다른 해부학적 특성을 가지며 생리적으로 월경, 임신, 분만, 수유 등을 하게 된다. 이런 여성의 해부학적, 생리학적 특성에 따라 월경병, 대하병, 임신병, 분만 질환, 산후병, 유방 질환, 외음부 질환, 생식 계통과 유관한 잡병 등이 부인과학의 범주이다.

### 2) 해부학 및 생리학

(1) 해부학

① 개요

여성 생식기는 외부 생식기와 내부 생식기로 대별된다. 외부 생식기는 외음과 질이 있고, 내부 생식기로는 자궁, 난관, 난소가 있다.

② 골반 구조 – 골반, 골반 관절, 근육, 혈관, 림프, 신경

③ 골반 장기 – 질, 자궁, 난관, 난소

④ 외부 생식기 – 외음, 질

(2) 여성 생리학

① 태생기

㈎ 성 결정에 대한 유전학적 요인, 내분비학적 요인에 관한 생리

㈏ 수정 후 약 4주 후에 생식선이 발생

㈐ 내성기의 발육

㈑ 외성기의 분화

---

17 『한방여성의학』, 한방여성의학편찬위원회, 정담, 2007

『한의부인과학』, 한의부인과학교재편찬위원회, 정담, 20018

㈑ 태성기의 내분비 변화

② 영유아기

㈎ 태아가 태반으로부터 분리되면 신생아의 혈중 융모성성선자극 호르몬, 에스트라디올, 황체 호르몬, 남성 호르몬이 급격히 감소한다.

㈏ 생후 2주가 되면 난포자극 호르몬, 황체 형성 호르몬이 증가한다.

㈐ 여아의 경우 난포 자극 호르몬은 3개월간 증가하다가 이후 감소하여 3~4세에 최저치로 떨어진다.

㈑ 영아기 초기에 시상하부-뇌하수체-성선 축은 성인과 유사하며 피드백 기전이 시작된다.

③ 사춘기

㈎ 생식 능력을 갖게 되는 성적 성숙기를 말한다.

㈏ 시상하부-뇌하수체-난소 축을 중심으로 역동적 변화가 일어나 체형과 외모의 변화가 생긴다.

㈐ 이 시기는 성장 급증, 유방 발육, 음모 성장, 월경 시작

㈑ 일반적으로 8~14세 사이에 나타나며 2~4년에 걸쳐 완성된다.

④ 생식기

㈎ 생식기가 되면 성선자극 호르몬 분비 호르몬(GnRH), 성선자극 호르몬(FSH) 및 성호르몬의 주기적 변화와 배란을 동반하는 월경 주기를 가진다.

㈏ 1회의 월경 주기는 난포기, 배란, 황체기, 월경으로 이루어진다.

㈐ 월경이란 태아의 착상을 위하여 증식, 분화되었던 자궁 내막이 탈락되어 나타나는 성주기의 표시이다. 영장류에만 나타나는 주기적인 출혈이다.

㈑ 평균 월경 주기는 28일이고, 40일 이상인 경우 희발 월경, 21일 이하를 빈발 월경이라 한다.

㈒ 월경 주기는 지속적으로 반복되는 시상하부-뇌하수체-난소 축의 기능적 상호 관계의 표현으로 자궁의 내막, 난관, 자궁경관, 질과 유방을 포함하는 모든 표적 기관에 대해 주기적 변화를 일으킨다.

⑤ 임신

（개） **정자와 난자의 수정 및 착상**

사정 후 90초면 자궁경관으로 이동, 5분 이내 난관으로 이동, 사정 후 84시간까지 정자가 난관에 발견된다. 난자는 배란 후 12~24시간 수정 능력이 있다. 정자와 난자가 만나는 곳은 난관 팽대부이다. 수정란이 자궁강으로 들어오면 2~3일 내에 착상이 이루어진다. 합포체 영양 세포가 탈락막 내로 침투해 들어가게 되면서 간엽핵을 통해 태아에게 혈액 공급을 하게 된다.

（내） **임신 중 자궁과 난소의 변화**

임신하면 자궁은 비대해지며 확장된다. 자궁 태반 혈류가 만들어지며 자궁경부가 부드러워지며 청색증을 나타낸다. 자궁경부의 점액선이 증가하고 분비물도 증가한다. 자궁경부 미란은 임신 중 흔히 발생한다. 난소는 배란을 멈추고 난포 성숙도 증진한다. 임신 중에는 한 개의 황체만이 존재한다. 임신 중에 황체는 임신 6~7주 동안 기능을 한다.

（대） **임신 중 질과 피부의 변화**

임신이 되면 회음부와 질의 피부와 근육의 혈관이 증가하여 충혈이 나타난다. 질 분비가 증가하고, 보라색을 띤다. 복부에 임신선이 나타난다. 피부에는 흑선이나 갈색반 등이 나타난다.

（래） **임신 중 유방의 변화**

임신 중 에스트로겐은 유선을 성장시킨다.

（매） **대사의 변화**

체중이 증가하는데, 임신 중 평균 11kg 증가한다. 임신 중 태아, 태반, 양수의 수분이 약 3.5ℓ, 혈액량 증가와 자궁 및 유방이 3ℓ 축적하여, 전체적으로 6.5ℓ의 수분이 증가한다. 혈액 내 알부민 농도는 감소한다. 철분 요구량이 많아진다. 과호흡으로 호흡성 알칼리증이 발생한다.

（바） **혈액의 변화**

혈액량은 약 45% 증가한다.

㈛ **심혈관의 변화**

심장 맥박수는 분당 약 10~15회 증가한다. 기초 대사율이 증가한다.

㈜ **호흡기의 변화**

횡경막이 약 4㎝ 정도 상승한다.

㈝ **비뇨기의 변화**

사구체 여과 속도는 임신 중기에 50% 정도 증가한다. 임신 중 당뇨의 출현은 자주 발생하는 편이다.

㈞ **소화기의 변화**

위장관의 운동과 긴장도가 저하되며 음식물의 위 배출 시간이 지연된다. 속 쓰림이 자주 나타난다. 잇몸 충혈과 상처가 잘 발생한다. 변비가 잘 생긴다.

㈟ **간의 변화**

간 조직 변화는 나타나지 않는다.

㈠ **내분비의 변화**

뇌하수체는 다소 증대된다. 프로락틴이 만삭일 때 평소의 10배의 농도까지 증가한다. 분만 후에는 프로락틴이 감소한다. 갑상선은 약간 커진다.

⑥ 폐경기

갱년기란 생식기에서 비생식기로 이행되는 기간을 말한다. 폐경기란 월경이 중단되어 더 이상 생식을 할 수 없는 시기를 말한다. 폐경 발생 연령은 50세 전후이다.

⑦ 천계, 장부, 기경

㈎ 월경이라는 용어는 이시진이 지은 『본초강목』에 최초로 사용되었다.

㈏ 『황제내경』「상고천진론」에 여자 나이 14세가 되면 천계에 이른다고 나와 있다. 한의학에서 천계의 의미는 여성이 임신, 출산할 수 있는 능력을 갖추었다는 것으로 볼 수 있다.

㈐ 여성의 생리와 관련된 장기는 신장, 간장, 비위, 심장과 폐이다. 즉 오

장이 모두 관련되어 있다.

　㈃ 기경팔맥은 여성 생리와 병리에 특히 관련을 가지고 있는데 그 가운데
　충맥, 인맥, 동맥, 대맥이 중요한 역할을 하고 있다.

## 3) 피임과 가족계획

### ⑴ 호르몬 피임제

　① 경구 피임제

　② 주사용 스테로이드 호르몬 피임제

　③ 피하 이식 스테로이드 호르몬 피임제

### ⑵ 자궁 내 피임제

자궁강 내부에 이물질을 삽입하여 피임 효과를 내는 방법으로, 화학적 활성제
와 화학적 비활성제로 나눈다.

### ⑶ 차단 피임제

　① 콘돔

　② 페미돔

　③ 질내 살정제

　④ 피임용 질격막

　⑤ 피임스폰지

　⑥ 경부캡

### ⑷ 성교 후 피임

복합 경구 피임제, 황체호르몬 단일 제재, 고용량 에스트로겐 등을 활용한다.
성교 후 72시간 이내에 copper IUD를 삽입하면 호르몬 요법보다 효과적이다.

### ⑸ 기타 피임

① 질외 사정

② 수유부의 피임

③ 주기적 금욕법과 자연 피임법

(6) **영구 피임법**

① 여성 불임술

② 남성 불임술

## 4) 진단학

부인과의 진단은 진단의 기본인 망문문절의 방법을 통해 변증을 한다. 다만, 여성은 독특한 생리와 병리적 특징이 있어서 진단과 변증에 참고하여야 한다.

① 망문문절 중 체크해야 할 부분

⑺ 월경력

초경 연령, 월경 주기, 출혈 기간, 출혈량, 월경혈의 양상, 월경통, 월경 간 출혈, 최종 월경일을 확인한다.

⑻ 대하

대하의 기간, 분비물 상태, 냄새, 자극, 지속성을 확인한다.

⑼ 산과력

para: 만삭 임신 횟수−조산 횟수−유산 횟수(인공 유산)−자녀 수

② 이학적 검진

부인과 영역의 신체검사는 일반검사, 복부검사, 골반검사를 포함하고 있다. 외음부 시진, 질경 검사와 Pap smear, 양수진, 직장진, 산과 진찰에 대한 내용을 포함한다.

③ 특수 검사

Pap smear, 질 분비물의 현미경 검사(wet smear), 생검(biopsy), 내시경 검사, 초음파 검사, 요로 조영술, 자궁 난관 조영술, CT, MRI 등이 있다.

④ 기타 검사

기초 체온 측정, 각종 문진표를 통한 진찰 방법이 있다.


## 5) 부인과학 치료법

부인과학 치료법의 근간은 변증론치이다. 하지만 변증이 힘든 경우에는 원인 질병에 따른 치법을 사용하기도 한다.

① 溫腎滋腎(온신자신)

한의학에서 신장은 생장 발육과 생식 능력의 기본 장기이므로 그 관리에 신경을 쓴다.

② 舒肝養肝(서간양간)

간은 혈액 관련 주요 장기이며, 월경은 간 경락과 긴밀한 관계가 있다.

③ 健理脾胃(건리비위)

비위는 기와 혈의 근원 장기이다. 그래서 비위의 기능 강화가 부인과에서 중요하다.

④ 補益氣血(보익기혈)

부인과에서는 여성의 기와 혈을 보하는 것이 치료 원칙 중의 하나이다.

⑤ 活血化瘀(활혈화어)

정상적인 생리 기능을 다하지 못하는 병리적 상태의 혈을 어혈이라고 하는데 순환을 도모하여 어혈을 제거하는 것이 부인과 치료 원칙이다.

⑥ 理氣行滯(이기행체)

보통 서간해울활혈화허와 함께 사용된다. 기혈의 순환을 도모하는 것이 부인과 치료의 원칙이다.

⑦ 淸熱凉血(청열양혈)

부인과에서 열증이 왔을 때, 열을 식히고 혈액을 맑게 해주는 것이 원칙이다.

⑧ 溫經散寒(온경산한)

부인과에서 한증이 왔을 때 따뜻하게 해주는 방법을 쓰는 것이 원칙이다.

⑨ 利濕除痰(이습제담)

진액의 병리적 정체가 습 또는 담으로 표현되어 있다. 주 증상은 대하, 부종 등인데 한과 열로 나누어 각각 따뜻하게 하면서 습을 제거하거나 청열시키면서 습을 제거하는 방법을 사용한다.

⑩ 해독 살충

음부의 습독은 청열해독하고 거습살충하여 치료한다.

⑪ 심리 치료

여성은 심리적 인자에 의한 발병이 흔하므로 환자 심리에 대한 이해가 필요하다. 심리 치료는 지지적 심리 치료와 분석적 심리 치료로 대별할 수 있는데, 부인과에서는 지지적 심리 치료를 많이 한다.

⑫ 음식 조리

섭생 요법의 일환으로 병의 상태나 체질에 따라 식이 요법을 지도한다.

⑬ 침구 요법

침구 요법은 인체의 호흡, 순환, 혈액, 신경, 비뇨생식기 계통 등 전신적인 조절 작용을 가진다. 특히 부인과에서는 진통 작용, 내분비 조절 작용, 자궁 수축 조절 작용 등을 이용하여 통증, 월경 불순, 무월경, 불임, 붕루, 골반 염증성 질환, 오저, 태위 이상, 유즙 분비 장애 등에 사용한다. 산과 영역에서도 오저 치료에 내관이라는 혈 자리를 사용한다는 것이 널리 알려져 있다.


### 6) 심신부인과학

**(1) 개요**

여성은 남성에 비해 더 감정적이기 때문에 심신 질환이나 신경증으로 고생하기 쉽다.

① 신체적 장애를 주소증으로 하고 있는 질환이지만, 진단과 치료에 심리적 사회적 요인이 크게 작용한다.

② 신체적 장애는 자율신경계, 내분비계, 면역계 등의 영향으로 기질적인 병변 없이 어느 특정 기관에 나타난다.

③ 심리 사회적 인자가 분명히 존재하고, 이것과 신체적 장애 경과와 시간적

연관성이 있다. 하지만 신경증이나 정신병은 아닌 경우이다.

(2) 산부인과 영역의 심신 질환

① 기능성 자궁 출혈

② 무월경

③ 월경전증후군


## 7) 산과학

(1) 개요

① 배우자(난자와 정자) 형성과 난자의 발달

난소, 난자의 발달, 황체 형성, 정자 발생, 난자 발생, 난자와 정자의 이동 및 수정, 배아의 발달

② 태반과 태아막

태반 형성과 발달 과정, 태반 면역학, 태반의 혈액 순환, 탈락막, 양막, 제대와 주위 조직

③ 태아—모체 전달계

배포의 착상에 필요한 태아—모체 전달계의 발달과 구조

④ 태반 호르몬

유모성성선자극호르몬(hCG), 스테로이드호르몬(에스트로겐, 프로게스테론), 태아 부신

(2) 임신 중 태아의 발달

① 태아 발육

임신 기간 계산

수정 후 3~8주는 배아기

수정 후 8주 이후는 태아기

② 태아—모체 교통 체계

③ 태반의 물질 이동

④ 태아의 영향

⑤ 태아의 생리

⑥ 신경계와 감각 기관의 발달

⑦ 소화기계의 발달

⑧ 요로계의 발달

⑨ 양수

⑩ 호흡기계의 발달

⑪ 내분비계의 발달

⑫ 태아의 성


⑶ 임신 중 모성의 생리학

임신 중 모성의 변화는 임신부 참고


⑷ 임신의 진단: 증상 및 증후

① 임신의 가정 증후

월경 중단, 유방의 변화, 자궁경관 점액의 변화, 질 점막의 색 변화, 피부 색소 침착, 복부선 출현

② 임신의 추정 증후

복부 팽만, 자궁 모양·크기·경도 변화, 자궁 경부 변화, Braxton Hicks 수축, 부구감, 태아 외형의 촉지, 내분비 검사

③ 임신의 확정 증후

태아 심박동의 확인(17주), 태동의 인식(20주), 초음파를 통한 태아의 확인(6주 이후), X-ray에 의한 태아 확인

④ 임신 증상

오심 및 구토, 배뇨 장애, 피로감, 태동

⑤ 임신의 감별 진단

⑥ 미산부와 경산부의 감별

⑸ 정상 골반

골반 구조, 골반의 단면과 직경, 골반의 형태


⑹ 태아의 태축, 태위, 태세, 태향

　① 태아의 태축

　　모성의 장축과 태아의 장축 간의 관계

　② 태위

　　두위와 둔위가 있다. 횡축의 경우는 어깨가 선진부가 되기도 한다.

　③ 태세

　　대부분의 태아는 전굴 자세를 가진다.

　④ 태향

　　태아 선진부의 방향을 말한다.


## 8) 산전 관리와 태아 평가

⑴ 산전 관리

모성 건강 유지와 건강한 태아 분만을 돕는 것으로 병적인 상태 발견, 치료, 임신과 출산에 관한 교육을 포함한다.

　① 임신 기간 및 분만 예정일

　② 기초 산전 관리

　③ 정기적 산전 관리

　④ 임신 중 영양

　⑤ 임신 중 위생 관리

　⑥ 임신 중 일반적인 문제


⑵ 유전성 질환 및 진단

　① 염색체의 이상에 의한 유전 질환

　② 원인 불명의 선천성 질환

③ 유전 상담

④ 유전 질환의 산전 진단

⑶ 산전 태아 평가법

① 태동

② 태아 호흡

③ 수축 검사

④ 비수축 검사

⑤ 음향 자극 검사

⑥ 생물학적 계수

⑦ 도플러 초음파 검사

⑧ 생화학 검사

## 9) 진통과 분만

⑴ 정상 진통 및 분만

① 분만의 단계 및 진단

㈎ 자궁근층

제1기 자궁경관의 소실과 개대

제2기 자궁경관의 완전 개대에서부터 태아 분만

제3기 태아 분만부터 태반 및 태아막의 만출

제4기 태반 만출 직후부터 1시간 전후로 자궁근의 수축과 퇴축으로 지혈

㈏ 자궁경관

분만 진통 시작 전에 자궁경관이 부드러워지는 것을 경관 숙화라고 한다. 이후 경관 소실과 경관 개대

㈐ 태반 분리

분만 후 자궁은 그 내용물의 감소에 따라 자연 수축이 일어난다.

② 모든 분만의 약 95%는 후두위와 두정태위이다.

태아 두피 부분에 부종이 생겨 형성되는 국소적인 종창을 산류라고 한다.
산류는 20~36시간 이내에 소실한다.
진통이나 분만 시 두개골의 골막 손상에 의해 두혈종이 생기기도 한다.
질식 분만 시 임신부의 골반 크기와 형태에 적응하여 아이 머리 모양이 변
하는 것을 소형이라고 한다.

⑵ 분만 중 태아의 건강 평가
전자 태아 심박동-자궁 수축 감시 장치를 이용하여 분만 중 태아의 건강을 평
가하기도 한다.

## 10) 산욕과 산후 처리

⑴ 산욕
분만 후 첫 6주를 산욕기라고 하며 이 기간 동안에 생식기가 정상적인 비임신
상태로 돌아간다.

① 비뇨생식기의 복구

자궁체부의 퇴축, 자궁내막 재생, 태반 부위 퇴축, 자궁혈관 변화, 자궁경
부의 변화, 질과 질출구 변화, 복막과 복벽의 변화

② 유선의 변화

수유(초유, 유즙), 수유의 내분비학, 수유의 면역학적 영향, 유방과 유두의
처치

③ 산욕기의 임상적 측면

체온, 산후통, 오로, 소변, 혈액, 체중 감소

④ 산욕기의 모성 간호

진통 후 처치, 조기 보행, 회음부 처치, 방광과 장 기능 관리, 우울증, 복
벽 이완, 식이, 성관계

⑵ 산후 조리

산욕은 원래 임신과 같이 하나의 생리 현상이지만 체력이 허약해져 있으므로 생활과 섭생을 통하여 산욕 복구를 촉진하고, 허약으로 인한 합병증 발생을 방지하여야 한다.

① 안정

산후 조리의 제일 중요한 조건은 안정이다. 육체적인 안정뿐만 아니라 정신적인 안정도 필요하다.

② 소독

세균 감염 방지를 위하여 오로 처리를 잘하여야 한다. 외음부는 항상 청결하게 관리한다.

③ 배변 및 배뇨

산욕기에는 수유, 발한으로 인해 수분을 빼앗기기 때문에 변비가 잘 생긴다.

④ 일상생활

식사는 영양가가 높고 소화가 잘되는 것으로 준비한다.

오로 배출을 돕기 위해 엎드리거나 옆으로 눕는 것도 좋다.

목욕은 산후 2주 이후부터 한다. 머리는 3주 이후에 감는다.

복대를 이용하여 이완된 복벽 회복을 도와주는 것이 좋다.

성생활은 오로가 멈춘 후에 가능한데, 산후 6주 이후가 적절하다.

⑤ 수유

유방 소독과 관리를 통해 유선염에 주의한다.

유즙 분비에 좋은 음식은 동물성 단백질 섭취와 청혈 작용을 가진 미역국이다.

⑥ 산후 오계

한의학에서는 산후에 다섯 가지 금기사항이 있다. 음식 주의, 음주 주의, 약물 주의, 자극적이거나 특별한 음식 주의, 부부관계 주의

## 11) 부인과학에서 다루는 분야

① 월경 이상

② 골반통과 월경 곤란증

③ 월경 전 증후군과 기타 장애

④ 갱년기 여성의 건강 관리

⑤ 불임증

⑥ 여성 생식기 감염

⑦ 기타 여성 생식기 증후

⑧ 부인 비뇨기과

⑨ 징하와 부인 종양

⑩ 성 발달과 성기능 장애

⑪ 유방 질환

⑫ 여성 미용 질환

⑬ 임신병

⑭ 출산 질병

⑮ 산후병

### 4 침구의학과학

앞의 침구학 부분 참고


### 5 재활의학과학[18]

#### 1) 개요

재활의학은 근골격 계통에 발생하는 질환, 재활 치료를 요하는 질환, 양생과 식이요법을 요하는 질환을 연구하는 학문이다.

치료 방법은 한방 물리 요법, 한방 재활 요법, 자연 요법이 있다.


#### 2) 五體(오체)

재활의학과에서 다루는 대상은 인체의 운동 계통을 이루는 구조적 오체이다. 오체는 骨(골), 關節(관절), 筋(근), 肌肉(기육), 脈(맥)이다.

① 骨(골)

인체의 구조를 이루는 뼈

골을 자양하고, 골의 작용과 생장 발육을 돕는 것이 골수

② 關節(관절)

골과 골의 연결 부위

③ 筋(근)

근은 근건과 경근으로 나눈다. 근건은 기건, 인대, 근막을 말하며, 경근은 현대 의학의 신경 조직 계통을 말한다.

④ 肌肉(기육)

근골과 내장을 호위하는 것

⑤ 脈(맥)

---

18 『동의재활의학과학』, 전국 한의과대학 재활의학과학교실, 고문사, 1992

맥은 혈맥과 경맥으로 나눈다. 혈맥은 혈액을 수송하고, 경맥은 경락을 말한다.

### 3) 재활의학의 병인
크게 외상, 노권상, 육음, 칠정, 어혈로 나눌 수 있다.

#### (1) 외상
외상이란 외력에 의하여 개체의 완정성이 파괴되어 조직의 손상 및 생리 기능의 이상을 유발하는 징후이다. 외상이 가벼우면 피부와 근육이 손상되고 부종과 통증이 나타나지만 심하면 출혈과 골절이 되고, 더욱 심하면 내장의 손상이나 출혈 과다로 사망에 이를 수 있다.

① 상피부

피부는 외상으로 가장 쉽게 손상을 받는데 형태에 따라 7가지로 나뉜다.

㈎ 좌상

㈏ 찰상

㈐ 열상

㈑ 할상

㈒ 자상

㈓ 천입상

㈔ 관통상

② 상근

외상에 의하여 근육, 근막, 건, 인대 등의 연조직과 연골 주위 조직이 손상된 것을 말한다.

근의 파열 여부에 따라 파열상과 비파열상으로 나뉜다.

③ 상골

과격한 힘에 의하여 골격이 손상된 경우이며 골절과 탈구로 나뉜다.

㈎ 골절

뼈의 연속성이 완전 혹은 불완전 소실되어 변형을 일으킨 상태이다.

㈏ 탈구

관절의 완전한 파열이나 붕괴가 일어나 인접한 연골면의 접촉이 소실된 상태를 말한다. 아탈구는 관절의 불완전한 붕괴이며 인접 관절 연골 면의 접촉이 약간 남아 있는 상태이다.

### ⑵ 노권상

인간의 활동인 운동과 노동은 정상적인 기능이다. 하지만 정상적인 능력에서 벗어난 활동은 조직과 기혈의 급만성 손상을 유발할 수 있는데 이것이 노권상이다. 그 외 장기간 활동을 하지 않는 것도 만성적 손상을 유발할 수 있고 이것 역시 노권상에 포함된다.

### ⑶ 육음

風寒暑濕燥火(풍한서습조화)의 여섯 가지는 기후 변화이며, 이것은 만물 생장 조건이며 발병의 원인이 되기도 한다.

### ⑷ 칠정

인간의 정신과 정서 활동은 喜怒憂思悲驚恐(희로우사비경공)으로 표현하며, 이들 가운데 어느 하나가 지나치게 되면 질병이 발생한다.

### ⑸ 어혈

체내의 혈액이 정상적으로 흐르지 않고 정체된 것을 말한다. 어혈은 잠재적인 발병 인자이며, 크기와 위치에 따라서 발병의 정도가 다를 수 있다.

## 4) 재활의학의 병리학설

근골격계 질환의 병리적 특징은 다음과 같다.

① 亡血耗氣(망혈모기)

외상으로 인해 혈액 손실이 발생하면 기의 손실이 따라온다.

② 氣傷痛 形傷腫(기상통 형상종)

외상 후에 나타나는 통증과 부종은 기와 형의 손상으로 생긴다.

③ 外有所傷 內有所損(외유소상 내유소손)

인체 외부의 손상이 있을 경우 내부 손상도 나타난다.

④ 惡血歸於肝(악혈귀어간)

악혈은 어혈을 의미한다. 어혈이 발생하면 간에 영향을 미치고, 그 치료
는 이기를 시키며 간의 승발 소설 기능을 도와주어야 한다.

⑤ 瘀去新骨生(어거신골생)

골절 회복은 기와 혈의 자양 작용이 필요하다. 그런데 골절 부위에 어혈이
발생하면 혈맥 순환이 방해되어 기와 혈의 공급이 지체되어 재생이 느려
진다. 이때 어혈을 제거하면 신선한 혈맥이 골절부에 원활하게 공급되어
재생이 빨라진다.

⑥ 瘀熱化膿 積徵成瘤(어열화농 적징성류)

어혈에 열이 동반된 경우, 그 어혈이 가중되어 화농되어 악화하는 병리 설
명이다.

⑦ 腎虛骨病(신허골병)

신허 하면 신장의 정기가 자양하는 능력이 떨어져서 골병 발생이 된다.


## 5) 재활의학에서 진단

(1) 사진

사진에는 망진, 문진, 문진, 절진이 있다.

① 망진

손상 질환에서 먼저 망진을 통해 질병 진행 상황을 파악해야 한다.
전신 망진을 통해 전체적인 상황을 파악한 후, 국소 망진을 통해 국소의
변형, 종창, 상처 부위, 사지 기능, 사지 길이 계측, 관절 운동 범위를 점
검한다.

② 문진

문진은 귀를 통한 진찰법이다. 골절되었을 때 나타나는 骨擦音(골찰음), 관
절 탈구 회복되었을 때 나타나는 入臼聲(입구성), 근의 손상에서 나타나는
여러 가지 마찰음을 점검한다.

③ 문진

문진은 질문하여 정보를 얻는 진찰법이다. 주소증과 병세, 손상 시간, 손
상 원인, 통증, 사지 기능, 치료 경과, 병력 등의 정보를 얻는다.

④ 절진

재활의학에서 절진은 맥진법과 촉진법이 있다.

맥진은 음양, 한열, 허실, 표리의 팔강 변화에 대해 파악해야 한다.

촉진 시 압통, 변형, 작열, 이상 운동, 탄성 고정에 대해 파악해야 한다.


⑵ 증상 진단

① 통증

통증은 재활의학과에서 가장 흔히 볼 수 있는 증상으로 환자의 통증 부위,
성질, 통증 발생 시간, 변화, 압통을 파악한다. 한의학에서는 아픈 곳이 고
정된 것을 形傷(형상), 아픈 곳이 이동하는 것을 氣傷(기상)이라고 한다.

② 종창

종창의 발생 시간, 성질, 피부염, 증감 변화를 파악해야 한다. 외상 후에 혈
관이 파열되어 혈액이 조직 간극으로 유입되어 형성된 것을 혈종이라고 부
른다. 또한 체액이 조직 사이로 삼출되어 부은 것을 수종이라고 한다.

③ 변형

상근, 탈위, 골절로 나누는 것은 변형된 형태를 기준으로 한다.

④ 어혈

어혈은 혈액 순환 장애로 발생한 것, 염증으로 인해 발생한 것, 대사 장애
로 나타나는 것을 모두 포함한다. 범위로는 국부에 분포된 어혈과 전신에
퍼져있는 어혈로 나눌 수 있다.

⑤ 망혈

외력으로 인한 손상이 가벼운 경우는 피육근골에 영향을 미쳐 혈종을 이룬다. 하지만 여러 곳에 많은 손상이 가해지거나 일정한 한도를 초과하면 망혈증에 빠진다. 그 증상은 면색불화, 현훈, 심계, 조갑무화, 설순창백, 맥세무력 등으로 나타난다. 특히 간, 폐, 비, 신 등의 내장에 큰 손상이 가해지면 대출혈이 나타나는데 이는 기혈탈의 위급한 증상으로 본다.

⑥ 각종 증상

실신, 발열, 구토, 옹폐, 변비에 대한 세심한 진찰과 변증이 필요하다.


(3) 임상 검사법

① 경추부 임상 검사

경추 운동 범위는 전굴(45도), 후굴(45도), 측굴(좌우 각 45도), 회선(좌우 각 60도)

② 요추부 임상 검사

요추 운동 범위는 굴곡(80도), 신전(20~30도), 측굴(좌우 각 35도), 회선(좌우 각 45도)

③ 천장관절부 임상 검사

④ 고관절 임상 검사

고관절 운동 범위는 굴곡(120도), 신전(30도), 외전(50도), 내전(20~30도), 내선(35~45도), 외선(35~45도)

⑤ 경관절 임상 검사

경관절 운동 범위는 굴곡(180도), 신전(60도), 외전(180도), 내전(75도), 내선(90도), 외선(90도)

⑥ 주관절 임상 검사

주 관절 운동 범위는 굴곡(150도), 신전(0~5도), 회외(90도), 회내(90도)

⑦ 완관절 임상 검사

완관절 운동 범위는 장굴(80도), 배굴(70도), 척굴(30도), 요굴(20도)

⑧ 슬관절 임상 검사

슬관절 운동 범위는 굴곡(135도), 신전(0도)

⑨ 족과관절 임상 검사

족과관절 운동 범위는 배굴(20도), 저굴(50도), 내반(5도), 외반(5도)

⑩ 기타 임상 검사

다리 길이 측정(실제 다리 길이 측정, 외형상 다리 길이 측정)


## 6) 재활의학에서 다루는 질환

① 비증

'비'란 막혀서 잘 통하지 않음을 말한다. 비증은 풍사, 한사, 습사로 인해 발생한다. 풍사에 의해서는 행비, 습사에 의해서는 착비, 한사에 의해서는 통비가 발생한다. 그 외 열사에 의한 열비와 어혈에 의한 어혈비 등도 있다.

② 위증

손상을 입거나 사기가 침습하거나 정기가 훼손된 후에 나타나는 근력 감소, 근육 위축, 수족마목, 수의적 운동 곤란 등의 증상을 위증이라고 부른다.

③ 탈구와 골절

탈구는 관절 탈구 또는 탈골이라고 부른다. 이것은 외력의 작용으로 관절 골격이 정상적 위치로부터 이탈함으로서 그 정상적 활동 기능을 상실하여 발생한다.

골절은 뼈의 연속성이 완전 혹은 불완전하게 소실되어 선상의 변형을 일으킨 상태를 말한다. 골절은 외력에 의하여 발생한 외적 요소도 있고, 외력에 대한 뼈 자체의 감수성을 의미하는 내적 요소가 있다.

④ 상골

상골이란 골손상증을 의미하며 상골의 범위에는 골관절의 감염, 골종양, 선천성 기형 등이 포함된다.

⑤ 상근

한의학에서 근은 피하조직, 기육, 인대(기건), 근막, 관절, 활액낭, 건초, 혈관, 주위 신경, 추간판, 관절 연골판을 포괄하는 광범위한 개념이다. 상근은 재활의학과에서 가장 많은 질환이며, 외력의 작용이나 만성 노동 손상에 의해 발생한다.

⑥ 임상재활의학

㈎ 개요

임상재활의학이란 인체에 질병과 외상이 발생하였을 때 치료 기간은 물론 치료가 끝난 후에도 신체적, 정신적, 사회적, 직업적, 경제적으로 정상에 가까운 생활을 할 수 있도록 회복시켜 주는 의학이다.

㈏ 치료의 대상

뇌졸중 환자의 재활, 뇌성마비의 재활, 척수 손상의 재활, 관절염 환자의 재활 등이 있다.

㈐ 재활을 위한 운동 치료 기구

자세 교정용 거울, 훈련용 매트, 경사 침대, 평행봉, 고정 계단, Stall Bar, Above Knee Exerciser, Ring Bow Exerciser, Wrist Roll, Wrist Rotator, Rowing Boat Exerciser, Ergo meter, Hand wrist and forearm table, Shoulder wheel, Restorator, Pully, Crutch, Cane, Rotary Acupressure massager, Gonio meter, Flexor meter, Pinch meter, Limlorda traing, Finger and Hand Exerciser

## 7) 재활의학의 치료법

(1) 수기 치료

① 개요

수기 요법이란 시술자의 손으로 환자의 신체 표면에 자극을 가하여 경락 계통을 조절함으로써 질병을 치료, 예방하는 방법이다.

② 수기 요법의 효용성

평형음양, 부정거사, 진통, 활혈거어

③ 종류

㈎ 추나요법

추나요법은 앞부분 참조.

중국에서 많이 사용하는 추나의 17종 기법은 아래와 같다.

추법, 나법, 안법, 마법, 탄법, 유법, 찰법, 차법, 두법, 염법, 말법, 도교법, 발신법, 배법, 박격법, 곤법, 요법

⑷ **지압 요법**

지압은 약 70여 년 전 경혈을 자극하는 동양 의학의 안마법에 서양의 마사지 및 카이로프랙틱 이론이 가미되어, 주로 일본에서 많이 보편화되어 있는 수기 요법이다.

⑸ **마사지**(안마)

마사지는 불어로 주무르는 행동을 의미하는데 그 기원이 동양이기는 하지만 서구 의학의 이론에 의해 그 원리와 효과가 설명된다. 손으로 신경, 근육, 혈관 계통에 영향을 주어 국소적 및 전신적 순환과 대사를 증진하여 치료 효과를 얻는다.

⑹ **카이로프랙틱**(Chiropractic)

카이로프랙틱에서 카이로는 손을 의미하며 프랙틱은 시술을 의미한다. 그러므로 손에 의한 시술이라는 의미이다. 카이로프랙틱은 척추와 골반에 나타나는 이상 위치 상태를 주로 시술자의 손으로 교정하여 치료하는 방법이다.

⑵ **이학 요법**

① **개요**

이학 요법은 전류나 적외선, 자외선, 초음파, 전자파, 광선, 테이프, 자석, 물, 가스 등을 활용하여 십이경근과 경혈에 물리적 자극을 가함으로써 경락의 기혈을 소통시키거나 경락에 온열 자극 또는 한랭 자극을 가함으로써 기능적 활성화를 유도하여 질병을 치료하는 방법이다.

② **이학적 자극 인자**

이학적 자극 인자로는 자연을 이용한 자극 인자와 기기를 이용한 자극 인자로 나뉜다.

자연을 이용한 자극 인자는 온천, 햇빛, 공기, 흙, 뜨거운 모래, 높은 산, 동굴, 산림, 소리, 방향, 향기, 온도 자극, 자석 등을 들 수 있다.

기기를 이용한 자극 인자로는 광선 자극, 전기 자극, 자기장, 수치료 등을 들 수 있다.

## (3) 도인 기공 요법

### ① 개요

도인은 호흡과 운동을 표현하는 말이고, 기공은 기를 단련하여 생명력을 높인다는 뜻이다. 즉 도인은 인체의 생리적 현상을 강조한 말이고 기공은 체내에서 기 활동에 초점을 두어 표현한 말이지만 결국 같은 내용이라고 할 수 있다. '도'는 숨을 쉬는 것을 말하고, '인'은 운동과 관련된 단어이다.

### ② 조신, 조심, 조식

조신, 조심, 조식은 각각 몸을 조절하고 심장을 조절하고 호흡을 조절한다는 의미이다.

### ③ 단전 호흡

단전 호흡이라는 명칭은 한의학 문헌에 보이지 않는다. 한의학에서 단전이란 인체에서 고도의 주의력 집중과 심신의 조화를 이루는 장소로 인식되는데 인체의 3요소인 정, 기, 신을 단련하여 단을 형성하는 곳이다.

### ④ 종류

도인은 그 단련 목적에 따라 내공과 외공으로 나뉜다. 내공은 자신의 심신 수련이 주목적이고 외공은 수련된 기를 이용하여 다른 사람의 질병 치료 등으로 사용한다.

### ⑤ 도인의 과학적 효능

도인을 통하여 몸과 마음의 이완과 긴장 해소, 경락 소통과 기혈 조화, 대뇌 피질의 억제적 보호 작용, 신경 계통의 협조력 향상, 기초 대사 저하와 에너지 축적력 향상, 복중 안마, 자기 제어 작용

### ⑥ 새로운 도인 방법

평상 침대법, 경침 이용법, 금어 운동, 모관 운동, 합장합척법, 배복 운동

### ⑷ 자연 요법

#### ① 개요

자연 요법은, 사람은 소우주라는 인식 아래 자연의 변화에 순응함으로써 인체의 자연 치유력이나 면역 기능을 활성화하여 질병을 치료하고자 하는 방법으로, 한의학에서는 향기 요법(aroma therapy), 동종 요법(homeopathy), 색채 요법(color therapy), 음악 요법, 자기 요법(magnetic therapy), 봉독 요법(apitherapy), 명상 요법(meditation) 등 다양한 치료 방법들이 자연 요법에 해당한다. 자연요법 중 절식요법과 비만에 대해서 소개한다.

#### ② 절식 요법

##### ⑺ 개요

영양 공급을 일시 중단하여 질병 치유와 예방을 하는 치료법

절식 기간은 감식기, 단식기, 복식기, 식이요법기의 네 단계로 나누어 시행한다.

##### ⑷ 절식 요법의 원리

###### ㉠ 자연 치유력의 강화

일반적으로 인간은 질병이 발생하면 입맛이 없어진다. 이것은 인간이 가진 자연 치유력을 최대한으로 동원하려는 생체의 자연 반응으로 간주된다. 그리하여 식욕이 없을 때 음식을 끊는 것이 도움이 된다.

###### ㉡ 분해 및 해독 작용

절식 중에는 생리활동의 에너지를 섭취하지 않기 때문에 체내에 저장된 영양에서 에너지를 얻는다. 그래서 신체 내에 저장되어 있는 영양분은 혈액에 운반되어 사용되며 조직 내에 축적되어 있던 독소까지 빠지게 되어 전신 조직이 청결하게 된다. 특히 위장관은 음식이 들어가지 않아 수축하며 위확장, 위하수는 자연 회복되고 위장관이 수축하는 과정에서 장벽에 부착되어 있던 숙변이 제거된다.

ⓒ 절식과 영양

외부에서 영양이 들어오지 않으면 초기에는 체내에 저장된 영양을
사용하지 못하는 과도기 현상이 발생하지만 3일 정도 지나면 체내의
영양은 생명력이 발휘되어 혈액 중에 필요로 하는 모든 영양 조건이
평상시와 같은 정도로 유지된다.

ⓔ 절식과 정신 수양

절식 요법은 인간의 정신력을 단련하고 수양하는 데 좋은 계기가 된
다. 인간의 가장 큰 본능 중의 하나인 식욕을 극복함으로써 욕구 불
만이 해소되고 공포, 불안 등 정신적 갈등이 없어진다.

⒟ 절식 요법의 실제

㉠ 감식기

감식기는 절식을 위한 준비 기간이다. 체중의 급격한 감소와 이로
인한 체내의 병적인 반응을 예방하고 장 내용물의 부분적인 정체를
없애기 위하여 보조 치료를 병행하고 환자의 병력을 기록하고 의학
적인 점검을 해야 한다.

㉡ 단식기

외부로부터 영양 공급을 단절하는 것으로서 단식 기간은 일반적으로
단기(3~5일), 중기(7~9일), 장기(10일 이상)로 분류한다. 단식 기간의 결
정은 병의 상태를 기준으로 판단하는 것이 아니고 전신의 건강 상태
를 기준으로 결정하여야 한다. 단식 중 정신과 육체가 같이 건강체
가 되도록 노력해야 하며 특히 오관이 예민해지므로 자극적, 감정적
인 것, 과격한 운동은 피해야 한다. 생수 1,000~1,500cc, 비타민C,
오패산, 재활요법 중 보조 치료(수기요법, 도인요법, 냉온욕, 부항, 가시광선 치
료 등)를 병행한다. 풍욕과 세장을 시행하기도 하고 하루에 4km 정도
보행을 하여 근육 순환을 촉진한다.

체중 감량은 하루에 600g이고, 단식 초기에는 지방 감소보다는 체
액의 변동으로 감량된다. 한의학 치료의 한, 토, 하의 세 가지 방법

이 단식 초기에 활발히 일어난다. 초기에는 항이뇨 호르몬 증가로 소변량이 감소하고, 중기 이후에는 회복된다. 혈당은 단식 3일째 저혈당이 나타난다. 초기에 요산의 증가, 아세톤뇨의 배설, 저나트륨혈증에 의한 오심, 중성 지방의 저하, 부신 피질 호르몬 증가, 자율신경의 불안증 등이 나타난다.

ⓒ 복식기

단식 중에 체내 에너지의 소모에만 의존하던 대사 기능이 복식기에는 소화, 흡수, 동화, 배설을 이루어야 하는 과정으로 복귀하므로 열량 및 무기질 공급에 무리가 있으면 체액의 평형이 파괴되어 심장이나 신장 등의 기관에 장애가 생기고 소화기 계통에 부담이 되기도 한다. 뇌 혈액 순환부전으로 여러 합병증이 일어나지 않게 주의한다. 단식이 끝났다는 안도감으로 정신이 해이하게 되어 여러 가지 문제가 생기기도 한다. 최소한 단식일의 2배 이상의 기간 동안 점증식을 시행하고, 단식일의 6배 기간은 섭생, 절제된 생활, 식염의 제한, 감미류 제한, 자극성 식품 등을 주의해야 한다.

ⓔ 식이요법기

절식 요법의 마지막 단계이다. 식이요법을 중심으로 약물 및 재활요법을 병행함으로써 질병을 치유하는 단계이다.

㈃ 절식의 적응증과 효과

알러지로 인한 질환, 비만증, 피부병, 소화기계 질환, 자율신경 부조화, 류머티스성 관절염, 만성 변비, 비만성 당뇨, 만성 신장염, 고혈압, 동맥경화증 등이 대표적이다.

③ 비만

㈎ 개요

비만이란 과잉 체중의 상태를 말하는 것이 아니라 대사 장애로 인하여 체내 지방이 과잉 축적된 상태를 말한다.

비만은 외모의 문제, 생활의 불편함뿐만 아니라 심혈관 질환(고혈압, 동맥

경화, 심근경색), 신장 장애, 당뇨병, 폐 질환 등의 만성 질환을 유발한다.

㈏ 비만의 분류

㉠ 원인별 분류

단순성 비만과 증후성 비만이 있다. 단순성 비만은 과식이나 잘못된 식사, 운동 부족으로 발생한다. 증후성 비만은 내분비 질환, 유전적 문제 등으로 발생한다.

㉡ 비만의 성인에 의한 분류

조절성 비만과 대사성 비만이 있다. 조절성 비만은 중추 신경계 내에서 일어나는 식욕 충동에 의한 섭취 조절이 되지 않아 발생한다. 대사성 비만은 음식 섭취의 양과는 관계없이 선천적 또는 후천적 대사 이상으로 지방 조직이 증식되어 발생한다.

㉢ 지방 세포의 양상에 따른 분류

비대형과 증식형, 혼합형이 있다.

㉣ 축적된 신체 부위에 따른 분류

중심성과 말초성이 있다.

㈐ 비만의 원인

㉠ 식사 습관 문제

㉡ 활동 부족

㉢ 유전적 요인

㉣ 중추신경계 이상

㉤ 호르몬 요인

㉥ 심리적 장애

㉦ 사회, 문화, 경제적 요인

㈑ 비만의 치료 방법

㉠ 식이 요법

㉡ 운동 요법

㉢ 약물 요법

ⓔ 행동 수정 요법

　　ⓜ 수술 요법

　㈍ 비만의 한의학적 치료

　　㉠ 침자 요법 – 이침, 체침

　　ⓒ 약물 요법

　　ⓒ 기공 요법

## 1) 개요

신경 정신 의학은 한의학의 기초 이론에 근거하고, 연관 학문 분야와의 연계를 바탕으로 신경과학과 정신과학의 생리, 해부, 병인, 병기, 진단, 치료, 예방, 보건에 관한 분야를 다루는 학문이다.

신경 정신 의학과에서 질환이란 뇌, 중추신경계, 말초신경계의 다양한 신경계 질환 및 정신 장애와 정서적이고 환경적인 문제로 야기되는 다양한 심리적, 정신적, 사회적 측면의 장해를 포괄한다.

정신 의학은 임상 의학의 다른 분야들에 비해 몇 가지 특징을 가진다.

**첫째** 그 대상이 정신이라는 것이다. 정신이라는 개념은 과학적인 연구 대상이 되기에는 너무 포괄적이어서 행동이라는 용어를 쓴다. 이러한 주관적인 정신적 경험과 객관적 행동이라는 두 가지의 통합된 개념이 인격이라고 할 수 있다. 인격은 개인의 특징적이고 지속적인 행동이 반복되는 양상이다. 정신 의학의 대상은 바로 이 인격이다.

**둘째** 다른 의학은 그 방법이 객관적이고 계량적인 데 비해 정신 의학에서는 주관과 이해의 요소가 많다.

**셋째** 정신 의학의 목적은 단순히 정신 질환을 치료하는 데 그치지 않고, 그와 관련된 유전학, 생화학 등 생물학적 요인과 심리적 요인, 그리고 사회, 가족, 종교 등 사회적 요소까지 포괄적으로 이해하는 데 있다.

## 2) 한방 신경 정신 의학의 특징

### (1) 심신일여(정신과 육체는 하나이다)

한의학에서의 신경 정신 의학은 정신과 육체가 하나라는 '심신일여'의 관점에서

---

19 『한방신경정신의학』, 대한한방신경정신과학회, 집문당, 2007

『한방신경정신의학』, 대한한방신경정신과학회, 집문당, 2005

『한의신경정신과학』, 전국 한의과대학 신경정신과 교과서편찬위원회, 집문당, 2007

정신과 육체가 항상 상호 협조하고 억제하는 관계를 통하여 인체 생리 기능의 평형을 유지하는 것으로 인식하고 있어서, 이러한 균형이 파괴되었을 때 신경 정신과 질환이 발생하게 된다고 본다.

(2) **심주신명**(심장이 정신 기능을 담당한다)

心(심)은 오장육부의 핵심적인 장기로서 인체의 모든 생명 활동을 통수하고 모든 정신 활동을 주관한다. 한의학에서는 생명 활동 현상을 오장의 기능 활동으로 귀납하여 생각한다. 그중 인간의 정신 활동은 심에서 주관하는 것으로 보는 것이다. 이것은 인간 정신 활동을 뇌의 기능으로 인식하지 않고 심의 활동으로 귀속시킨 것인데, 인간의 정신 활동을 뇌라는 국소 기능에 의한 것으로 인식하기보다는 전체의 유기적인 관계 속에서 인식한다는 의미를 가진다.

(3) 五神(오신): 魂神意魄志(혼신의백지)를 통해서 기본적인 정신 현상을 설명한다.

오신은 현상적으로 관찰되는 기본적 정신 활동으로 이를 오장에 배속하여 해석하는 방식이 한의학에서 정신 현상 관찰법이다. 즉 정신 활동이나 정신 현상은 오장의 특성과 밀접한 관계가 있다고 본다.

(4)七情(칠정): 喜怒憂思悲恐驚(희노우사비공경)의 칠정으로 인간의 기본적인 정서를 설명한다. 인간의 기본적인 정서는 '희노우사비공경'으로 나눈다.

(5) 心意知思慮志(심의지사려지): 인지 과정의 설명

인지 과정이란 외부 환경에 있는 자극을 받아들여 자극의 패턴을 구성하고 해석하며 판단하는 일련의 과정을 말한다. 인지 과정에는 감각, 지각, 기억, 사고 등의 심리 과정이 포함된다.

(6) 체질론

각 사람의 특성과 경향을 진단과 치료에 참조한다.

### 3) 정신 의학적 증상

#### (1) 개요

정신 의학적 관념에서 정신 질환의 증상을 정신 병리라고 한다. 정신 병리는 정신 질환에서 나타나는 비정상적, 비적응적 행동, 감정, 인지, 사고, 의식의 변화 등의 증상을 말하는 것이다.

#### (2) 표정과 태도

환자의 표정이나 태도는 하나의 의사소통 수단이다.

#### (3) 행동 장애

① 행동의 증가

정신 운동이 증가하여 있는 상태. 행동의 동기와 목적이 계속 변하므로 행동이 많은 만큼 결과물을 얻기는 힘들다. 조증에서 전형적으로 볼 수 있다.

② 행동의 감소

말이나 움직임 등이 저하되고 정신 운동이 감소된 상태이며 우울증에서 흔히 볼 수 있다.

③ 반복 행동

동일한 행동이 반복되는 것. 의미 없는 단어, 짧은 문장을 계속해서 말하는 경우도 있다.

④ 자동 행동

타인의 말을 그대로 자동적으로 따르는 명령자동증, 들은 말을 그대로 말하는 반향 언어, 타인의 행동을 보고 따라 하는 반향 동작이 있다.

⑤ 언어 장애

언어 압박 – 대화 시에 말이 많고 빨라 중단하기 어려운 경우

언어 빈약 – 말이 거의 없고 물어도 간단하게 짧게 말하는 경우

억양 장애 – 말의 억양이 비정상적

⑥ 거절증

마땅히 행해야 하는 것을 거절하는 것으로 질문 등에 대답하지 않거나 식사를 거부하기도 한다.

⑦ 강박 행동

내적인 요인으로 심리적으로 반복적인 욕구나 충동이 생겨서 같은 행동을 반복하는 것이다.

⑧ 공격 행동

자신이나 타인에게 해가 될 파괴적인 행동을 하는 것이다.

⑨ 자살

다양한 심리적 상태에서 나타난다.

(4) 지각 장애

① 인지 장애

지각은 인간의 모든 감각 기관을 통해 정보를 받아들이는 것으로서 대부분 기질적인 뇌의 문제로 자신, 사물, 주위 상황 등에서 전해지는 감각 자극을 제대로 받지 못해 의미를 알지 못하는 것이다.

② 착각

주변의 자각을 감각 기관을 통하여 전달받을 때 해석의 잘못이 일어나는 경우이다.

③ 환각

감각 기관에 외부 자극이 주어지지 않았음에도 자극이 외부에서 주어진 것으로 지각하는 것을 말한다.

환시, 환청, 환촉, 환취, 환미, 운동 환각, 가성 환각 등이 있다.

(5) 사고 장애

생각하는 과정, 즉 연상 작용의 속도나 방식에 이상이 있는 사고 진행의 장애와 생각하는 내용의 장애가 있다.

① 사고 진행의 장애

㈎ **관념분일** – 연상이 지나치게 빠르고, 일관된 목적이 없다.

㈏ **사고지체**

㈐ **우원증** – 연상의 효율이 떨어져 자신이 말하고자 하는 목적에 도달하기 위해 불필요한 많은 단계를 거치며 쓸데없는 지엽적인 상세한 이야기를 하다가 돌아서 목적에 도달하는 경우를 말한다. 본래 목적에 도달하지 못하는 것을 사고의 이탈이라고 한다.

㈑ **지리멸렬** – 연상작용이 극도로 와해되어 문장 간의 연결뿐만 아니라 문장 내에서도 연결이 되지 않는 경우

㈒ **차단** – 연상 진행이 갑자기 중단된 경우로 주로 정신 분열증에서 많이 나타난다.

㈓ **신어증** – 새로운 단어를 만드는 경우로 주로 정신 분열증에서 많이 나타난다.

② **사고 내용의 장애**

㈎ **주된 사고** – 특정 내용의 생각을 집중적으로 하는 것

㈏ **망상** – 현실적, 문화적으로 불합리하고 틀렸지만 본인은 맞다고 믿는 생각 또는 신념, 피해망상, 편집망상, 과대망상, 관계망상, 자책망상, 조종망상 등이 있다.

㈐ **강박 사고** – 자신은 생각하고 싶지 않은데 반복적으로 같은 생각이 의식에 떠오르는 경우

㈑ **공포증** – 어떤 대상이나 상황에 대해서 불합리한 무서움을 가지는 것

㈒ **건강염려증** – 건강 상태, 질병에 대해 끊임없이 생각하는 것


⑹ **감정 장애**

감정이라는 용어는 기분, 생리, 행동을 포함한 종합적인 개념이며, 정동과 기분으로 나누어 생각할 수 있다. 정동은 자신이 표현하여 주위에서 인식할 수 있는 감정 상태를 말하고, 기분은 자신이 주관적으로 스스로 느끼는 감정 상태이다.

① 기분 장애

고양된 기분, 우울, 감정 표현 불능, 불안

② 정동 장애

정동둔마(무감동), 정동의 부적합(상황에 맞지 않는 감정 표현 또는 외부 자극에 상관없이 감정 표현을 하는 경우)

(7) 의식 장애

정신이 깨어있는 정도를 의식이라 한다.

① 의식 착란

가벼운 의식 장애로 시간, 장소, 사람 등의 주위 환경을 이해하는 지남력 장애나 혼동, 사고의 빈곤을 나타내는 것인데 뇌의 광범위한 기능 장애에서 생긴다.

② 의식 혼탁

착란보다 조금 심한 의식 장애로 지각, 사고, 반응, 기억 장애가 있어 주의가 산만하고 집중력이 떨어진다. 주변 상황이나 질문에 대한 이해력이 떨어진다. 이런 상태에서 일어난 일들은 나중에 전혀 기억하지 못한다.

③ 섬망

신체적인 문제 등이 급성을 보이는 지남력의 장애, 정서 불안, 자율신경 장애, 당황, 안절부절, 착각, 환각 등의 증상군을 의미한다. 섬망은 급성이며 밤에 심해지며 증상의 기복이 심한 것이 특징이다.

④ 혼미 및 혼수

약간의 의식이 남아있지만 운동 능력이 상실되고 외부 자극에 거의 반응하지 않는 상태를 혼미라고 한다. 혼수는 모든 정신 활동과 신경 조직의 기능이 마비되고 생명 유지 기능만 살아있는 경우를 말한다.

(8) 지남력 장애

환경을 이해하고 그 안에서 자신의 위치를 파악하는 것을 지남력이라고 한다.

지남력의 장애가 생기면 시간, 장소, 사람 순서로 장애가 생기며 회복 시에는 역순이 되는 경우가 많다.

⑼ 기억 장애
기억의 과정은 정보를 받아 기억 장소에 등록시키고 저장해 필요할 때 회상하는 순서를 밟는다.

① 기억 항진
특정 기간, 특정 사건에 대해서 지나치게 상세한 기억을 가지는 경우이다. 대부분 특정한 감정과 관련된 경우가 많다.

② 건망증, 기억 상실
기억이 안 되는 경우를 말하는데 머리 외상, 치매, 알코올 중독에서 잘 나타난다.

③ 기억 착오
잘못된 기억을 말한다.

④ 기시감, 미시감
기시감 ─ 처음 본 것을 마치 전에 본 적 있는 것처럼 기억하는 경우
미시감 ─ 이미 알고 있는 것에 대해 생소하게 기억하는 경우

⑽ 지능 장애
① 정신지체
정신적 능력이 유전적, 선천적, 발육상의 문제로 정상적으로 발달하지 않은 경우로 지능지수가 70 이하

② 치매
정신 지체는 지능이 정상에 도달하지 못하는 상태이지만, 치매는 정상적인 정신 기능에 있던 사람이 뇌 기능 장애로 정신 지체 수준으로 저하된 경우를 말한다.

### 4) 정신 의학에서 다루는 증후

정신 의학에서 증후는 주로 한의학적 관점의 정신 질환이다.

#### (1) 기증

기의 병증은 내부 감정의 변화나 외부 환경의 변화가 스트레스 인자로 작용하는데 대한 생체의 반응, 특히 자율신경계의 긴장과 이완에서 오는 제반 증상을 말한다. 주로 七氣(칠기), 九氣(구기), 中氣(중기), 氣痛(기통), 氣鬱(기울), 氣逆(기역), 少氣(소기), 短氣(단기), 上氣(상기), 下氣(하기)로 분류하여 치료한다.

#### (2) 화병

화병은 울화병의 준말로 울울하고 답답하여 나타나는 심화이다. 질투나 노여움의 감정이 마음속에서 북받쳐 일어난다. 화병은 몸과 마음이 답답하고 몸에 열이 높은 병이다.

화병은 마음에서 비롯되며 분노와 같은 감정과 연관이 있고, 이러한 감정을 풀지 못하는 시기가 있으며, 화의 양상으로 폭발하는 증상이 있는 병이다.

#### (3) 경계, 정충, 건망

경계와 정충은 가슴이 뛰고 잘 놀라며 마음이 불안한 것을 자각하는 증후로 대개 맥박이 불규칙하게 뛰는 경우가 많다. 경계는 정신적 자극이나 육체적 과로에 의해 유발되며 증상이 간헐적이고, 발현되지 않을 때는 정상인과 같으며, 병정이 비교적 가볍다. 정충은 증상이 지속적이며 과로하면 증상이 더욱 심해지고 병정이 비교적 중하다.

건망은 기억력 장애를 말하며 주로 경계, 정충, 실면, 다몽, 현훈 등과 함께 나타나는 경우가 많다.

#### (4) 수면 관련 증후

불면, 다면, 다몽, 몽유 등에 대해 다룬다.

### (5) 울증

울증은 정지불서로 인해 기가 울체되어 생기는 병이다. 증상은 심정억울(억울한 마음), 정서불영(정서 조절이 불량), 흉부만민(가슴 답답), 협륵창통(옆구리 결림), 이노욕곡(쉽게 노하고 잘 운다), 인후 이물 폐색감(목에 걸리는 느낌) 등이다.

### (6) 두통, 현훈

두통과 현훈은 정신과에서 자주 다루는 증후이다. 동의보감에서는 두통을 열 가지로 나누고 현훈을 여섯 가지로 나눠서 각각 그 원인과 치료법을 다루고 있다.

### (7) 전광

정신 이상을 나타내는 한의학 용어로서 사숭, 매병, 화전, 심풍 등으로 표현한다. 전광은 담음, 화, 혈의 이상으로 인해서 신의 혼란, 분산, 소모를 야기하여 정신 기능이 실조되고 신체적으로도 각종 기능 장애를 유발하는 질환이다. 서양 의학의 정신 분열증 및 양극성 장애와 유사하다.

### (8) 전간

전간은 항배강급(목과 등이 뻣뻣하다), 사지추축(사지가 뒤틀림), 각궁반장(몸이 뒤틀림)을 주 증상으로 하는 경련에 대한 증후학적 용어이다. 돌발적이고 일과성 발작을 특징으로 하는 경미한 경련 상태와 경련을 수반하지 않는 순간적인 의식 상실 등의 양상은 서양 의학의 간질과 유사하다.

### (9) 심신증

정신적인 원인으로 발생하는 신체 질환을 심신증, 정신신체장애라고 말한다. 그것에 대해 연구하는 학문을 심신 의학이라 한다.

## 5) 정신 의학에서 다루는 질병

### (1) 기질성 정신 장애

뇌 조직의 손상에 의해 야기되는 정신 기능 장애나 행동 기능 장애를 나타내는 임상 증후군을 말한다.

치매, 섬망, 기질성 기억상실 증후군, 기타 기질성 정신 장애

### ⑵ 정신 분열

정신 분열병은 인지, 지각, 정동, 행동, 사회활동 등 다양한 정신 기능의 이상을 초래하는 질병이다. 아직까지 병의 정확한 원인은 규명되지 않았다. 임상 양상은 사고의 장애, 지각의 장애, 감정의 장애, 충동 조절과 행동의 장애, 의식과 기억력 및 지적 능력의 장애 등을 가지고 있다.

### ⑶ 기분 장애

병적인 기분 상태와 이와 연관된 장애를 주요 임상 증상으로 가지는 증후군.

조증, 우울증, 양극성 장애 등이 있다.

### ⑷ 망상 장애

실제 있을 수 있는 괴이하지 않은 망상이 주된 증상이고, 망상 장애 환자는 인격이 유지되고 망상 내용에 적절한 감정을 표현한다. 망상의 내용은 정교하고 체계화되어 있으며 피해, 질투, 과대, 색정, 신체 망상의 내용을 가지고 있다.

### ⑸ 불안 장애

불안이란 전반적으로 광범위하고 불편하며 불분명한 불안감과 자율신경계 증상을 가지고 있다. 공포는 이미 알려진, 외부의 분명한, 의심의 여지가 없는 위협에 대한 반응이다. 불안은 알려지지 않은 내부의, 불분명한, 의심의 여지가 있는 위협에 대한 반응이다.

### ⑹ 신체형 장애

신체형 장애는 심리적 요인이 증상의 발생, 심각한 정도, 기간에 가장 중요하게

연관되어 있으며, 적절하게 의학적으로 설명할 수 없는 신체 증상을 포함하는 질환군을 말한다.

## (7) 해리 장애

의식, 기억, 정체성, 환경에 대한 지각 등의 이상이 생긴 상태로서 그 기능의 일부가 갑자기 또는 점진적으로 와해되거나 변화된 것이다. 인간은 하나의 인격, 하나의 자아 감각이 있다. 그러나 해리 장애가 오면 그러한 정체성이 없는 것처럼 느끼거나, 정체성이 어떤 것인지 혼동되거나, 두 개 이상의 정체성을 경험하기도 한다. 즉 개개 인간 나름의 독특한 인격을 가지게 되는 모든 것인 통합적 사고, 감정, 행동 등이 있는데, 이러한 것들이 비정상적으로 나타나게 되는 것이 해리 장애이다. 종류로는 해리성 기억 상실, 해리성 둔주, 해리성 정체성 장애, 기타 해리 장애가 있다.

## (8) 인격 장애

인격 장애는 그 개인이 속한 문화적 지대로부터 심하게 벗어난 지속적인 내적 경험과 행동 양식을 광범위하게 경직된 상태로 보이는 것이다. 청소년기 또는 초기 성인기에 시작되어 시간이 지나도 변하지 않으며, 이로 인해 사회적, 직업적 고통과 장애가 초래되는 것을 말한다.

인격 장애는 편집성 인격 장애, 분열성 인격 장애, 분열형 인격 장애, 반사회성 인격 장애, 경계성 인격 장애, 히스테리성 인격 장애, 자기애성 인격 장애, 회피성 인격 장애, 의존성 인격 장애, 강박성 인격 장애 등이 있다.

## (9) 물질 관련 장애

물질 관련 장애는 알코올, 카페인, 담배, 향정신성 약물, 아편류, 정신 자극제, 흡입제, 환각제 등과 같은 물질에 의해 의식 상태나 심리 상태의 변화가 나타나는 것을 말한다.

⑩ 정신 지체

지능 저하로 사회생활에 적응 장애가 발생하며 18세 이전에 나타난다. 전체 인구의 1~2%이며, 남자가 여자에 비해 1.5배 정도 많다.


⑪ 간질

피질신경원의 자발적이고 과도한 방전에 의해 일어나는 대뇌 기능의 일시적이고 발작적인 병리 생리학적인 장애를 말한다. 간질 발작의 임상적인 반응은 뇌의 해부학적인 부위와 인근 뇌 조직의 확산하는 형태에 따라 다양하게 일어난다. 발작은 운동의 일시적인 중단, 이상 운동, 감각 또는 지각장애, 행동장애, 자율신경장애 및 의식장애 등의 다양한 형태로 나타나며 이러한 증상들이 만성적으로 반복해서 일어날 때 간질이란 진단을 한다.


⑫ 식사 장애와 비만

식사 장애란 식사 행위에 현저한 문제가 있으며, 신체상의 왜곡을 특징으로 하는 질환이다.

시상하부는 식사 행동의 중추이다.


## 6) 신경 정신 의학의 치료

### ⑴ 개요

치료 원칙은 아래와 같다.

① 정서의 문제를 직접 다룬다.

② 질병의 발생 원인에 따라 치료 원칙을 설정한다.

③ 변증을 통하여 질병이 가지고 있는 독특한 성질을 가지고 치료에 응용한다.

④ 체질의 취약성으로 말미암아 발병하는 질병에 체질 치료를 이용한다.


### ⑵ 한방 정신 요법의 이론

신경 정신 의학과에서는 한방 정신 요법도 사용하고 있는데, 정신 요법으로는

심리 요법, 예술 요법, 작업 요법, 오락 요법, 수면 요법, 기공 요법 등을 다양
하게 활용한다.

① 심리 요법

(가) 정서상승 요법

오지상승 요법 – 오행의 상생, 상극, 상승, 상모의 이론으로 정서 조절

활투법 – 칠정상성 법칙을 이용하여 정서 조절

(나) 이정변기 요법

의사가 각종 방법을 활용하여 환자의 정신 상태를 변화시키고 병리 상
태를 조절하여 질병 회복을 촉진하는 심리 치료 방법이다.

(다) 지언고론 요법

대화 요법으로, 상대방을 설득하여 치료하는 방법

(라) 경자평지 요법

탈감작 요법의 일종이다.

(마) 중용 요법

중용의 도에 대한 심리 요법

(바) 암시 요법

암시 요법은 의사가 언어와 행위 등으로 환자가 모르는 사이에 어떤
'암시'를 받아들이도록 유도하고 정서와 행동을 변화시킴으로써 치료
효과를 예견하는 일종의 심리 치료 기법이다. 자기 암시법과 타인 암시
법이 있다.

(사) 순의 요법

순의 요법이란, 환자의 생각에 따라줌으로써 발병의 심적 요인을 제거
하는 심리 치료법이다.

(아) 징벌과 장려 요법

상과 벌을 이용하는 심리 요법이다. 책망 요법, 혐오 요법, 실망 요법,
장려 요법 등이 있다.

(자) 긴장 요법

오랫동안 과도하게 긴장하면 신체에 유해하다. 그리고 지나치게 헐겁고 산만한 생활도 유해하다. 적절한 긴장을 유지하도록 하는 정신 요법이다.

㈜ 격정 요법

의사가 고의로 환자의 격정을 유발하여 환자의 강렬한 정서 반응과 행동 반응을 이용하여 치료 목적에 도달하는 심리 치료법이다.

② 예술 요법

예술의 정화 작용을 이용하는 정신 요법이다.

음악 요법, 현악 연주 요법, 관악 연주 요법, 음악 지휘 요법, 가음 요법(노래 부르기), 무도 요법(춤추기), 서예 요법, 회화 요법(그림 그리기) 등이 있다.

③ 작업 요법

㈎ 拾豆(습두) 요법

㈏ 노동 작업 요법

㈐ 공예 요법

㈑ 독서 요법 - 말더듬이 치료를 위한 잰말놀이 기법이 있다.

④ 오락 요법

㈎ 낚시 요법

㈏ 연날리기 요법

㈐ 원예 요법

㈑ 장기 요법

⑤ 수면 요법

수면 요법은 주로 존상, 집중 등의 자기 암시와 안마 등의 방법으로 입면을 유도하며 불면증에 사용하는 심리 치료법이다.

存想入眠法(존상입면법), 操縱入眠法(조종입면법), 묵념송정입면법, 摩涌泉法(마용천법) 등이 있다.

⑥ 환경 적응 요법

천인상응의 원칙을 생각하여 자연환경과 사회환경에 잘 적응함으로써 신체의 기를 잘 통하게 하여 치료를 하는 방법이다.

    ㈎ **사기조신법**

사시의 기에 순응하여 정신을 조절하는 방법으로, 각 계절의 자연 변화에 맞춰서 섭생하여 심신의 건강을 유지하는 방법이다.

    ㈏ **허정수신법**

정신을 집중하고 단박하고 안정된 상태를 유지함으로써 사회환경에 적응하고 각종 정신적 자극을 조정하는 심리 안정 요법이다. 염담허무(사리욕심이 없는 상태를 유지하는 것), 화정어신(성정을 편안하게 하고, 감정을 절제하며 좋지 못한 정서를 해소함으로써 양호한 심리 상태를 유지하는 것), 심신정양(정신 집중 수양법) 등이 있다.

    ㈐ **피동적 적응**

자아조절이 안 되는 경우 다른 사건으로 심리 상태를 조정하고 현실의 환경에 적응하는 방법이다. 자극 적응법과 환경 변역법이 있다.

⑦ **기공 요법**

기공에 삼조(조신, 조식, 조심)가 있고, 정신과 마음과 호흡을 조절하는 방법이다.

**사상체질의학**[20]

## 1) 개요

사상의학은 이제마 선생이 창안한 체질 의학으로, 그의 독특한 철학, 생리학, 심리학적 견해를 바탕으로 하고 있으며, 모든 질병의 변화는 체질의 특성에 따라 달라진다고 보았다.

## 2) 『동의수세보원』의 이해

사상의학은 『동의수세보원』에 근거하고 있으므로 『동의수세보원』을 이해할 필요가 있다.

(1) 『동의수세보원』 목차

　① 『동의수세보원』 제1권

　　제1장 성명론

　　제2장 사단론

　　제3장 확충론

　　제4장 장부론

　② 『동의수세보원』 제2권

　　제5장 의원론

　　제6장 소음인 신수열 표열병론

　　제7장 소음인 위수한 이한병론

　　제8장 소음인 범론

　　제9장 소음인 처방

　③ 『동의수세보원』 제3권

　　제10장 소양인 비수한 표한병론

　　제11장 소양인 위수열 이열병론

---

20 『사상의학원론』, 홍순용, 행림출판, 1989

제12장 소양인 범론

제13장 소양인 처방

④ 『동의수세보원』 제4권

제14장 태음인 위완수한 표한병론

제15장 태음인 간수열 이열병론

제16장 태음인 처방

제17장 태양인 외감요척병론

제18장 태양인 내촉소장병론

제19장 태양인 처방

제20장 사상인의 약물

제21장 광제설

제22장 사상인 변증론


## ⑵ 『동의수세보원』 총론

『동의수세보원』의 총론 부분은 성명론, 사단론, 확충론, 장부론으로 구분되어 있다.

① 성명론

유기체가 가지고 있는 정신적인 부분, 육체적인 부분, 자연계와의 관계에 대하여 일반적으로 논술

② 사단론

인간의 인의예지의 양심과 희로애락의 정서의 과불급에 대한 모순들을 밝혔다.

③ 확충론

성명론, 사단론에서 밝힌 모순들과 의문되는 점을 보충 확충한 것

④ 장부론

장부의 위치와 배속된 기관 및 그들의 기능을 서술한 것이다.

총론은 주로 질병의 발생과 예방 및 치료에 있어서 정신 심리적인 과불급

의 불균형에 대한 시정 방향을 강조한 것이다.

(3) 『동의수세보원』 2∼4권

소음인, 소양인, 태음인, 태양인의 질병에 대한 내용과 치료법을 담고 있다.

(4) 『동의수세보원』 광제설과 사상인 변증론
　① 광제설

사람을 나이에 따라 유년, 소년, 장년, 노년으로 나누고 지켜야 할 바를 논했다.

　② 사상인 변증론

사상인이 각각 어느 정도 비율로 있는지 말하고, 각 사상인을 변별하는 방법에 대하여 논한다.

## 3) 사상의학의 기초 이론

(1) 인간, 자연, 사회의 관계
　① 생명의 유지를 위해서는 인간은 자연환경과 상호 작용하여 적응하고 육체와 정신, 심리 상태의 불균형 상태를 조절하여야 질병 예방 및 치료를 할 수 있다.
　② 이목구비의 감각은 인간과 자연, 사회현상, 객관적 현실을 인식하는데 가장 기본적인 것으로 현실 세계에 관한 의식의 원천이다.

(2) 사상과 도덕, 재능 관계
사람의 장부, 재능, 도덕, 심리, 체형을 각각 네 가지 종류로 나누어 설명했다.

(3) 사상과 정서
희로애락의 정서는 어느 사람이나 다 있다. 그러나 그 정서의 다소는 체질마다 다르고, 긍정적인 면과 부정적인 면이 존재한다.

⑷ **장부와 체격 및 용모**

① 장부 중 폐비간신의 대소와 기능의 과불급에 따라 4가지 체질로 나눈다.

② 각 장기의 대소에 따라 체격 형태가 다르다.

③ 이목구비는 자연, 사회와 내부의 폐비간신을 연결해주는 통로 역할을 하며, 폐비간신의 대소에 따라 그 통로인 이목구비도 달라진다. 이목구비가 다르기 때문에 용모도 달라진다.

④ 사람의 심리는 용모에 나타난다. 체질별로 다른 심리를 가지고 있기 때문에 그 심리가 일상으로 드러난다.


⑸ **생리적인 면의 관찰**

① **영양**: 대체로 태음인은 비만 체형이 많고 소양인은 여윈 체형이 많고 소음인은 그 중간형이 많다.

② **얼굴색**: 양인은 대체로 얼굴빛이 붉고 음인은 희나, 자세히 보면 사상인이 모두 얼굴빛이 붉은 것과 흰 것이 구별되므로 각 상을 열다형, 한다형으로 나눈다.

③ **맥상**: 태음인은 그 성질이 진득함에 따라 맥박도 길고 긴하며, 소음인은 맥박이 완하고 약하며, 소양인은 성격이 쾌활함에 따라 맥박도 간삭하다.

④ **호흡**: 소음인은 평시에 호흡이 순조로우나 간혹 한숨을 쉬는 때가 있다.

⑤ **피부**: 태음인의 피부는 질기고 주리가 세고, 모공이 보이며 습하다. 소음인의 피부는 유연하고 주리가 가늘며, 소양인의 피부는 긴장하고 주리가 예리하고 건조한 편이다.

⑥ **배설물**

㈎ **발한**: 태음인은 다른 체질에 비해서 발한이 많으며 완실하다. 소양인은 발한이 거의 없고, 소음인은 그 중간인데 만일 땀이 많이 나면 양기가 심하게 손상된 상태인 망양증에 걸리기 쉽다.

㈏ **대변**: 대체로 태음인은 연하고, 소양인은 처음에는 굳고, 나중에 연한 편이나 대변이 잘 통해야 건강하다. 소음인은 소화가 잘되고 대변이 굳

어야 건강하다. 태양인은 변비가 되는 경향이 많다.

㈐ 소변: 두 양인은 흥분하는 편이므로 혈압이 음인에 비하여 높기 때문에 소변이 많은 편이며, 음인은 소변이 적은 편이다.

⑦ 기호품: 양인은 열이 많기 때문에 찬 음식과 채소를 좋아하고 따뜻한 음식과 기름을 싫어한다. 음인은 차기 때문에 따뜻하고 매운 음식을 좋아하며 고기와 기름을 즐겨 하고 찬 음식을 싫어한다.

⑧ 계절: 양인은 열이 많은 사람이므로 겨울을 좋아하고, 음인은 속이 찬 사람이므로 여름을 좋아한다.

⑨ 음주 후의 반응: 소양인은 음주 후에 얼굴빛이 창백해지고 흥분하며, 음인은 얼굴빛이 붉어지며 잠이 든다.

⑩ 수면: 소음인은 깊게 자고 누운 대로 고이 잠들며, 소양인은 얕게 자며 꿈도 많고 몸부림하면서 자는 경우가 많다. 태양인은 조금만 자도 잘 견딘다.

## 4) 사상 체질별 특성

사상의학의 진단은 질병 자체를 진단하기보다는 먼저 사상형의 진단이 중요하다. 이에 따라 질병의 진단이 되고, 치료법도 따라 나오게 된다. 그러므로 변증논치가 사상형 진단에 달려있다.

### (1) 태양인

① 체격: 上實下虛(상실하허)하여 목덜미가 크고 허리가 가늘며 다리가 약하다.

② 인상: 번듯하고 활발해 보인다.

③ 용모: 원형으로 뚜렷하고 귀가 크다.

④ 건강: 소변량이 많고 잘 나오면 건강하다. 소변이 잘 나오다 안 나오면 병을 의심해 보아야 한다.

⑤ 성질: 좋은 사람은 남을 불쌍히 여기는 마음, 즉 仁(인)이 있고, 포용력이 많으며, 과단성이 있고, 강직하며 배우기를 좋아한다. 항상 나아가고자

하고, 물러가고자 하지 않으며, 교제를 좋아하며, 검토 분석이 밝으며, 전략전술이 능하다.

좋지 못한 사람은 노하는 성질이 촉급하며, 자존심이 있고, 권세를 부리기 좋아하며, 참을성이 부족하여 과격하고 조급하며, 가만히 다른 사람의 성과를 자기의 것으로 하려 하며, 대중의 힘을 믿지 않으며, 남을 억누르려 하며, 허풍을 치며 예의가 없고 방탕한 자가 되며, 남을 훼방하며 사업에 실패하고도 후회하지 않는다.

⑥ 체질병: 얼격증, 반위증, 해역증 등이 있다.

(2) 소양인

① 체격: 상실하허하여 가슴이 발달하고 엉덩이가 좁고 어깨가 높다.

② 인상: 날카롭게 보인다.

③ 용모: 앞뒤 골이 나오고, 하관이 뾰족하며 귀는 하삼각을 이루며 눈이 크고 명랑하고, 콧날이 서고, 입은 작고, 입술은 엷고, 턱이 길고, 인중구가 옅다. 피부는 옅으며 주리가 긴장하고 음성이 명랑하다.

④ 기호: 찬 음식과 생채를 좋아하며 가을과 겨울을 좋아한다.

⑤ 행동: 걸음이 빠르며 걸을 때에 몸을 흔들며 얼굴을 들고 다니며 말이 많고 동작이 빠르다.

⑥ 배설물: 대변은 첫머리가 굵고 마지막이 가늘며 소변이 많은 편이다.

⑦ 맥박: 부삭하다.

⑧ 건강: 대변이 잘 통하면 건강한 상태로 본다. 대변이 불통되면 가슴이 뜨거운 증세를 보이는데 사열이 내려가지 못하여 가슴에 뭉치기 때문이다.

⑨ 성질: 좋은 사람은 의리심이 있고, 용감하고 민활하고 총명하며 쾌활하고, 사무에 능숙하며 묻기를 좋아하고, 도량이 있고 솔직하며, 곧 바른말을 잘하며 의분심이 있다. 승리를 좋아하며 외부 모습을 중히 여기고 사교를 좋아하며 남의 일을 열심히 보아주며, 사업의 결말을 짓고야 안심하며, 감정은 쉽게 변하나 뒤끝이 없으며, 항상 일을 만들기를 좋아하며 내버려

두기를 싫어한다.

좋지 못한 사람은 행동이 경솔하고 조급하며, 슬픈 정이 촉박하며, 말과 노여움을 참지 못하고, 공포심이 많으며, 명예와 행세를 좋아하며, 가식하는 자가 되며 과장심이 있고, 재주를 믿고서 잘난 체 뽐낸다. 영웅심이 있고 가정을 가벼이 여기며, 비밀이 없고 어그러진 짓을 잘한다.

⑩ **체질병**: 비뇨생식기의 기능이 약해서 방광이나 신장 등 배설기관에 질병이 오기 쉽다. 허리와 다리가 약해서 척추나 고관절 등에 이상이 생겨 요통으로 고생하는 수가 있다. 몸에 열이 많아 여름을 탄다. 소양인의 병증도 화와 열로 인한 것이어서 진전이 빠르므로 가볍게 봐선 안 되고, 특히 두통이나 변비가 동반되면 유의할 것이다.

## (3) 태음인

① **체격**: 하실상허하여 허리가 크고 위가 가늘며 비만한 자가 많으나 비만치 않은 자도 골격이 장대하다.

② **인상**: 듬직하고 묵직하며 위신이 있어 보인다.

③ **용모**: 머리가 뾰쪽하며 이마가 좁다. 관골이 돌출하고 비순구가 길어 얼굴이 흐르는 것같이 보이며, 귀는 타원형이며 코는 크다. 피부는 질기고 실하며 주리가 세다.

④ 따뜻한 음식과 기름진 것을 즐기며 더운 시절을 좋아한다.

⑤ **행동**: 걸음이 굼뜨며 머리를 숙이고 걷는다. 말과 행동이 굼뜨다.

⑥ **배설물**: 대변이 연한 것이 건강에 좋다. 땀이 나는 것이 좋다.

⑦ **맥박**: 길고 긴장하다.

⑧ **건강**: 땀구멍을 통해 땀이 잘 나면 건강하다. 반대로 땀이 나지 않으면 병증으로 의심해 보아야 한다.

⑨ **성질**: 좋은 사람은 예의가 있고 현명 진실하고 진중하며 사려가 깊으며, 주책이 있고 잘 참으며 감정을 외부에 나타내지 아니하며, 사업에 성공하며 겸손양보하고 기거동작에 위엄이 있고, 항상 고요하고자 하고 움직이

려 하지 않는다. 자고로 영웅 열사가 태음인에 많다.

좋지 않은 사람은 즐기는 정이 촉급하며, 가정을 중히 여기고 외교를 가벼이 여기며, 교만심과 고집이 세고, 안일을 좋아하며 사치하며 겁이 많고, 일을 늦게 서두르고 굼뜨고, 자비한 마음이 없이 허욕을 차리는 탐인이 되며 남을 음해하려 한다.

⑩ **체질병**: 호흡기와 순환기 기능이 약해서 심장병, 고혈압, 중풍, 기관지염, 천식 등에 걸리기 쉽다. 습진, 두드러기 등의 피부질환과 대장염, 치질, 신경쇠약 등도 유의해야 할 질병이다.

### (4) 소음인

① **체격**: 하실상허하여 엉덩이가 크고 가슴이 빈약하고 어깨가 평평하고 왜소한 편이다.

② **인상**: 아련하고 얌전하고 곱살하다.

③ **용모**: 얼굴이 원형이고 눈의 외자부는 아래로 향하여 상안검이 하안검을 덮는다. 입이 크며 아랫입술이 두터우며 턱이 짧은 편이며 주리는 부연하다.

④ **기호**: 따뜻한 음식과 매운 음식을 즐기며 여름철을 좋아한다.

⑤ **행동**: 걸음이 느리며 말소리도 낮고 빠르지 않다.

⑥ **맥박**: 느리며 약하고 가끔 한숨을 쉰다.

⑦ **건강**: 먹은 음식이 소화가 잘되면 건강하다. 위장 계통의 질병이 소음인의 대표적 질병이다.

⑧ **성질**: 좋은 사람은 식견과 지혜가 있고 시비를 잘 가르며 신용이 있고 예비력이 있다. 공명심이 있으며 방정하며 질서와 제도가 서고, 항상 한 곳에 거처하려고 하고 밖에 나가기를 싫어한다.

좋지 못한 사람은 기뻐하는 성질이 촉급하며, 자만하고 속으로 남을 깔보는 경향이 있다. 안일함을 좋아하며 조용한 데를 좋아하고, 용감성이 적어 난관을 타개하지 못하고, 어려운 일에 피신하며 남의 뒤꼬리를 따르며 의뢰심이 많고 권세 있는 자에게 아부하여 지위를 요구하며 마음이 편협하고 인색하다. 남의 것을 빼앗을 생각을 하며 깜찍하고 질투심이 있다. 의심이 많아서 마음이 안정치 못하고 감정을 오래 품는다. 의리를 버리고 잘고 옹졸한 사람이 된다.

⑨ 체질병: 열이 나면서 땀을 많이 흘리거나 맑은 물 같은 설사를 하면 위급한 증상으로 봐야 한다.

### 5) 체질별 음식과 약재

#### (1) 태양인

태양인은 기가 청평 소담한 음식이나 간을 보하고 음을 생하는 식품이 맞다. 특히 지방질이 적은 해물류나 채소류가 좋다.

① 곡류: 메밀, 냉면

② 해물: 새우, 조개류(굴. 전복. 소라), 게, 해삼, 붕어

③ 채소: 순채 나물, 솔잎

④ 과일: 포도, 머루, 다래, 감, 앵두, 모과, 송화

⑤ 차: 모과차, 감잎차, 오가피차

⑥ 약재: 폐대간소하므로 간의 약으로 채소, 과일, 조개류로서 보하고 몸에 좋은 약재는 오가피, 모과, 다래, 솔잎, 붕어 등이 있다.

⑦ 해로운 음식: 맵고 성질이 두터운 음식이나 지방질이 많은 음식은 좋지 않다.

#### (2) 소양인

비위에 열이 많은 체질이기 때문에 싱싱하고 찬 음식이나 소채류, 해물류가 좋고, 음허하기 쉽기 때문에 음을 보하는 음식이 좋다.

① 곡류: 보리, 팥, 녹두

② 육류: 돼지고기, 계란, 오리고기

③ 해물: 생굴, 해삼, 멍게, 전복, 새우, 게, 가제, 복어, 잉어, 자라, 가물치,

가자미

④ **채소**: 배추, 오이, 상추, 우엉 뿌리, 호박, 가지, 당근

⑤ **과일**: 수박, 참외, 딸기, 바나나, 파인애플

⑥ **기타**: 생맥주, 빙과

⑦ **차**: 구기자차, 당근즙, 녹즙

⑧ **약재**: 비대신소하므로 신의 기운을 왕성하게 하는 숙지황, 산수유, 복령, 목단피, 구기자, 영지버섯, 황백, 생지황 등이다.

⑨ **해로운 음식**: 고추, 생강, 파, 마늘, 후추, 겨자, 카레, 맵거나 자극성 있는 조미료, 닭고기, 개고기, 노루고기, 염소고기, 꿀, 부자, 인삼은 열이 나고 독이 오를 수 있으므로 사용하지 않는다.


## (3) 태음인

일반적으로 체구가 크고 위장 기능이 좋은 편이어서, 동식물성 단백질이나 칼로리가 많은, 맛이 중후한 식품이 태음인 음식으로 좋다.

① **곡류**: 밀, 콩, 고구마, 율무, 수수, 땅콩, 들깨, 설탕, 현미

② **육류**: 쇠고기, 우유, 버터, 치즈

③ **해물**: 간유, 명란, 우렁이, 뱀장어, 대구, 미역, 다시마, 김, 해조류

④ **과일**: 밤, 잣, 호두, 은행, 배, 매실, 살구, 자두

⑤ **채소**: 무, 도라지, 당근, 더덕, 고사리, 연근, 토란, 마, 버섯

⑥ **차**: 들깨차, 율무차, 칡차

⑦ **약재**: 간대폐소하므로 폐의 기운을 보하는 약재를 사용한다. 맥문동, 오미자, 도라지, 우황, 행인, 황율 등이 사용된다. 또한 녹용, 웅담, 갈근도 좋다.

⑧ **해로운 음식**: 닭고기, 개고기, 돼지고기, 삼계탕, 인삼차, 꿀, 생강차


## (4) 소음인

소화기의 기능이 약하여 위장 장애가 오기 쉬우므로, 자극성 있는 조미료나 따

뜻한 음식이 좋다. 지방질 음식이나 찬 음식, 날 음식은 설사를 유발하기 쉽다.

① 곡류: 찹쌀, 차조, 감자

② 과일: 사과, 귤, 토마토, 복숭아, 대추

③ 육류: 닭고기, 개고기, 노루고기, 참새, 양젖, 염소고기, 양고기, 벌꿀

④ 해물: 명태, 도미, 조기, 멸치, 민어, 미꾸라지

⑤ 채소: 시금치, 양배추, 미나리, 파, 마늘, 생강, 고추, 겨자, 후추, 카레

⑥ 차: 계피차, 인삼차, 생강차, 꿀차

⑦ 약재: 신대비소하므로 비의 기운을 돋우는 것으로 인삼, 백출, 계피, 감초, 당귀, 천궁, 진피, 도인, 향부자 등이 있다.

⑧ 해로운 음식: 냉면, 참외, 수박, 냉우유, 빙과류, 생맥주, 보리밥, 돼지고기, 오징어, 밀가루 음식(특히 라면), 갈근, 메밀, 대황, 마황

## 6) 건강을 위한 사상의학의 적용

### (1) 정신적인 면

자신의 성정을 다스리는 것이 병을 예방하고 치료하는 지름길임을 강조하였다. 항시 희로애락의 마음을 경계하고 반성하여 마음을 다스리면 신체의 부조화도 더불어 조절된다.

### (2) 육체적인 면

체질마다 장기의 대소가 존재하므로 그에 맞는 식품, 몸가짐, 마음가짐, 약물 사용, 운동 등으로 건강을 유지할 수 있다.

## 8  안이비인후피부외과학[21]

안이비인후피부외과는 크게 안이비인후과와 피부외과로 나눈다.

### 1) 안과

⑴ 안구의 기능과 구조

① 개요

눈은 빛을 감수하여 물체를 인지하는 시각기로서 안구와 안부속기로 나눈다. 안구는 세 개의 막으로 싸여있다. 외막은 전면의 각막과 후면의 공막으로 이루어져 있고, 중막은 연하고 얇은 막으로 혈관성 조직과 신경이 풍부한 포도막으로 이루어져 있으며, 내막은 안구의 신경막인 망막층으로 이루어져 있다. 안구 내용물은 수정체, 초자체, 방수 등이 있다. 안구 부속기는 안와, 안검, 누기, 외안근, 시신경, 혈관 등으로 구성되어 있다. 안구는 안와의 전반부에 위치하여 전면만 바깥에 노출되어 있고, 안와는 지방 및 결체 조직으로 둘러싸여 외부의 충격으로부터 보호를 받고 있다

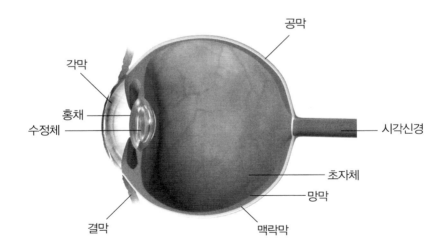

---

21 『안이비인후과학』, 노석성, 아이비씨, 2007

　　『한의피부외과학』, 전국한의과대학피부외과학교재편찬위원회, 선우, 2007

② 외막

외막은 전면의 각막과 후면의 공막으로 이루어져 있다. 전면의 1/6을 차지하는 각막은 혈관이 없이 매끄럽고 습기가 많으면 투명한 형태로 빛을 굴절시키는 기능을 한다. 후면의 5/6을 차지하는 공막은 단단한 황백색의 막으로 주로 안구의 형태 유지 및 보호하는 기능이 있다. 공막의 전면에는 공막정맥동이 있어 방수액을 흡수하고 후면은 시신경이 관통하고 있다.

⑺ **각막**

각막의 전면은 볼록하고 후면은 오목한데, 두께는 중앙이 0.5mm 주변은 0.7mm이다. 각막은 혈관이 없는 조직이다. 각막은 다섯 개의 층으로 이루어져 있으며 앞에서부터 각막상피, 보우만층, 각막실질, 데스메막, 각막내피로 되어 있다.

⑷ **곡막**

전면은 각막윤부, 후면은 시신경초와 연결되어 있고, 치밀한 섬유성 조직으로 희고 단단하다.

③ 중막

중막은 포도막이라고 하며 연하고 얇은 막으로 많은 색소를 함유한 혈관성 조직과 신경이 풍부하다. 중막은 홍채, 모양체, 맥락막 등으로 구성되어 있다. 혈관성 조직인 포도막은 안구의 혈관에 혈액을 공급하는 기능을 하며 또한 흑갈색인 다량의 멜라닌 색소가 암실 역할을 한다.

⑺ **홍채**

홍채는 각막과 수정체 사이에 위치하여 전방 중앙에 구멍이 있는데 이를 동공이라고 한다. 내부에는 동공괄약근과 산대근이 있어 안구 내로 들어오는 빛의 양을 조절한다.

⑷ **모양체**

모양체는 맥락막의 전방 끝부터 홍채근부까지 있는 직각삼각형 모양의 조직이며 평활근과 혈관 조직으로 구성되어 있다. 모양체는 수정체의 두께를 조절하여 초점을 맞추는 역할을 하며 쉴렘관을 통해 방수액을 배출한다. 이 방수액이 각막의 형태를 유지하고 안압을 조절하며 수정체와 각막에 영양분을 공급하고 대사 산물을 배설시킨다.

(다) 맥락막

망막과 공막 사이에 위치한 0.1~0.2mm의 혈관막이다. 맥락막의 혈관층은 안쪽으로 브루크막과 연결되어 브루크막의 망막색소상피와 시세포의 영양 공급원이 된다.

④ 내막

내막은 안구의 신경막인 망막층으로, 시각의 중요한 기능인 빛을 신경 흥분 충동으로 바꾸는 광감각층이다.

(가) 망막

망막은 안구 후방 2/3에 위치하고 맥락막의 내면을 덮고 있는 투명한 신경조직이다. 망막은 열 개의 층으로 구성되어 있다.

(나) 황반

망막 내의 특수한 부위이며 타원형의 함몰된 곳으로 중심와라고 한다. 시신경유두의 약 3.5mm의 외측 아래에 있다. 이곳은 중심 시력과 색각의 초점이 되므로 물체와 색깔의 상이 가장 선명하게 보이는 부위이다. 이 부위는 망막층이 얇고 색소 상피층의 색소가 다른 부위보다 많다.

(다) 시신경유두

안구의 후극에서 약간 안쪽 3mm 되는 부위에 시신경이 안구를 빠져나가는 부위로 시신경 섬유로 구성되며 사상판, 맥락막 등과 밀착되어있다. 유두의 중앙은 시세포가 없으므로 시야 검사에서 생리적 암점으로 나타난다.

⑤ 안내용물

(가) 수정체

양면이 볼록한 원반 모양의 볼록렌즈이다. 혈관, 신경, 결체 조직 등이 없어 무색투명하고 두께는 4mm, 직경 9mm, 약 20디옵터의 굴절 능력이 있다.

㈏ 초자체

수정체와 망막 사이에 넓은 공간에 혈관이 없는 겔 상태로 이루어져 있고 안구 용적 및 무게의 2/3를 차지하며, 용적은 4ml 정도 있다. 성분은 99% 수분, 1%의 콜라겐, 히알루론산으로 이루어져 있다.

㈐ 방수액

용적이 0.2mm의 투명한 액체로 삼투압이 혈청보다 약간 높고, pH는 혈청보다 낮다. 각막과 수정체 사이의 전방에 80%를 채우고, 수정체와 망막 사이의 후방에는 20%를 채운다. 생성과 유출은 모양체에서 한다. 방수액은 안압을 일정하게 유지하고, 망막, 맥락막, 공막 등을 부드럽게 접촉하게 하며, 영양분이 없는 수정체와 각막 등에 영양분을 공급한다.

⑥ 안구부속기

㈎ 안와

얼굴 양측에 있는 뼈로 둘러싸인 피라미드 공간의 상태로 상하 내외의 4개의 벽이 있다.

안와에는 상안와열, 하안와열, 시신경공이 있다. 상안와열에는 두개강과의 통로로 동안, 활차, 외선, 삼차신경, 안신경 등이 통과한다. 하안와열에는 삼차신경의 상악신경이 지나간다. 시신경공은 난원형으로 안와의 후면에 있어, 시신경관이 되어서 두개강과 연결된다.

㈏ 안검

안검은 피부층, 근육층, 검판, 결막의 네 개의 층으로 구성되어 있다. 상안검과 하안검으로 나누어지며 내면은 결막으로 되어있다.

㈐ 검판

단단한 결체 조직으로 안검의 형태를 유지해준다.

㈑ 결막

얇고 투명한 점막으로 안구의 전면과 안검의 후면을 덮고 있으며, 직접 외부와 접촉하므로, 쉽게 질환이 발생하기도 한다.

㈃ 누기

누기는 누액을 분비하는 누선과 배출하는 누도로 구성되어 있다.

누액은 양쪽 눈에 각각 6μL/분씩 분비된다. 누액의 pH는 7.4 정도이다.

누선에서 분비된 누액은 누점에서 분비된다.

누도는 누액을 비강으로 배출하는 통로다.

㈄ 외안근

안구는 안와 내에서 공막에 부착된 근육들에 의해 움직이는데, 이 근육들을 외안근이라고 한다. 외안근은 네 개의 직근과 두 개의 사근으로 이루어져 있다.

⑦ 시신경 및 시로

눈으로 들어온 빛은 각막, 수정체, 초자체 등을 통과한 후, 망막에 초점을 맞추어 영상을 만든다. 이러한 영상은 망막의 신경원을 자극하고, 망막의 신경섬유 다발이 시신경으로 연결되며 시신경은 시신경관을 통하여 시로인 시신경 교차에서 망막에 맺혀진 영상의 상하 및 좌우가 바뀌어 시색, 외슬상체를 통과하여 후두엽의 시각피질에 전달된다.

㈎ 시신경

시신경은 망막의 신경절 세포로부터 나온 약 100만 개의 액손으로 구성된 신경 줄기로 합쳐져 시신경 섬유가 되고, 시신경 유두에 모여져 사상판을 통해 안구로 나온다. 시신경 섬유 중에서 80% 정도가 시섬유, 20% 정도가 동공 섬유로 되어있다.

㈏ 시로

시신경 섬유가 안와 후면의 시신경공을 통해 두개강공으로 들어간 후부터 시로가 시작된다. 시신경 교차에서는, 망막의 비측부에서 오는 시신경 섬유는 반대 측 시색으로 교차하며, 망막의 이측부에서 오는 시신경 섬유는 교차하지 않고 동측시색으로 이행한다.

㈐ 시방선

시방선은 시상에 있는 외슬상체에서 시작하여 후두엽의 시각피질에서 끝난다.


(2) 안구의 진찰법

① 외안부 검사

㈎ 안검과 안검열

양쪽 안검열의 크기, 모양, 종창, 변화 등을 점검한다.

㈏ 첩모와 안검연

환자의 옆에서 불을 비추어 첩모의 방향과 안검의 내반·외반을 관찰한다.

㈐ 안구의 위치

안구의 돌출과 안구의 함몰 관찰

㈑ 누선, 누낭

누선, 누낭의 부종과 누점의 위치를 관찰하고, 눈이 마른 느낌이나 눈물 상태를 확인한다.

㈒ 안검, 결막

상하 안검, 결막의 상태를 점검한다.

㈓ 안구의 결막

안구 결막을 점검한다.

㈔ 각막 검사

각막에 여러 방향으로 경사지게 전등구를 비추어 관찰한다.

㈕ 순목 검사

눈 깜박임을 관찰하는 검사로, 불수의적 반사와 동시성도 체크한다.

② 안구의 운동

환자를 앉히고 앞에 서서 연필의 움직임에 따라 안구를 움직이도록 하여 외안근을 점검한다.

③ 동공 반응 검사

어두운 곳에서 환자를 앉게 한 뒤, 불을 비추고 먼 곳을 주시하게 한다. 환자의 눈과 60~90cm 떨어진 곳에 서서 불을 비추어 동공의 수축 상태를 관찰한다.

④ 안압 측정 검사

정상 안압은 10~20mmHg 정도이다.

㈎ 수기 안압 측정

손으로 하는 안압 측정은 환자의 눈을 감게 하고, 상안검 위로 검판 상단부위에 양손의 집게손가락을 놓고 다른 손가락들은 모두 환자의 이마에 올려놓는다. 집게손가락으로 안구를 살짝 눌러보아 전해져오는 안구의 파동으로 안압을 가늠한다. 양쪽 눈의 안압을 비교해 보아야 한다.

㈏ 안압계

국소 마취제를 점안한 후 안압계로 각막을 눌러보는 방식이다.

⑤ 세극등 현미경 검사

세극등은 특수한 조명 장치와 현미경으로 이루어져 약 40배 정도까지 확대하여 관찰하는 장비이다. 세극등을 안구에 비추면 각막, 전방, 홍채, 수정체 등을 관찰할 수 있다.

⑥ 안저 검사

동공을 통하여 초자체, 망막, 시신경유두, 맥락막 등을 관찰하는 것이다. 직상검안경, 도상검안경을 이용하는 방법과 특수한 렌즈를 각막에 부착한 후 세극등을 이용하여 관찰한다.

㈎ 직상 검안법

어두운 실내에서 환자가 앉은 상태로 검안한다. 환자의 오른쪽 눈을 검사하는 경우, 검안경을 오른손에 쥐고, 검사자의 오른쪽 눈을 통해 검사한다.

㈏ 도상 검안법

양안 도상 검안경을 머리에 쓰고, 14~30디옵터의 볼록렌즈를 통해 안저를 검사하는 방법이다. 주로 누운 자세에서 검사하며, 환자의 눈은 산동되어 있어야 한다.

㈐ 세극등 검안법

특수한 렌즈를 각막에 부착하여 안저를 관찰하는 방법이다.

⑦ 시력 검사

시력을 측정하기 위하여 시표를 사용한다.

⑧ 시야 검사

눈으로 한 점을 주시하고 있을 때, 그 눈이 볼 수 있는 범위를 시야라고 한다. 시야 측정 방법으로는 대면법, 주변시야계법, 평면시야계법 등이 있다.

⑨ 광각 검사

시세포 층 추체의 작용으로 밝은 장소에 있으면 명순응이 되어 물체의 형태 및 색채를 판별하고, 어두운 장소에 있으면 처음에는 어두워서 물체를 인식하지 못하지만 서서히 간체의 작용으로 암순응이 되어 적응된다. 이때, 다시 밝은 곳으로 나가면 처음 30~40초간 눈이 부시지만 급속히 명순응이 되어 활동할 수 있다. 이렇게 광선의 강도 차이를 구별할 수 있는 능력을 점검하는 검사가 광각 검사이다.

눈에 들어가는 최소 광선량을 투여하여 환자의 순응 상태를 판단하는 것으로, 주로 암실에서 30~40분간 머물러있게 하여 검사한다.

⑩ 색각 검사

망막의 시세포 층에서 추체의 작용으로 명순응 상태에서 물체의 색채를 구별하여 인식하는 능력에 대한 검사이다. 검사는 색각 검사표를 이용한다.


⑶ 오륜과 팔곽

한의학에서 눈의 해부학적 구조를 오륜과 팔곽으로 나누어 관찰하였다.

① 오륜

오륜은 눈을 육륜, 혈륜, 기륜, 풍륜, 수륜의 5개로 나누어 오장에 배속하여 눈의 해부, 생리, 병리, 장부 등과 관계를 맺어 생각하였다.

② 팔곽

팔곽은 주역의 팔괘를 적용하여 눈을 수곽, 화곽, 풍곽, 천곽, 지곽, 뇌곽, 택곽, 산곽으로 나누어 성곽처럼 눈이 내통외달하고 안정을 보호한다는 학설이다.

### (4) 치료법

안과에서 사용하는 치료법은 주로 내치법, 외치법, 침구치료법, 예방법, 도인법 등이 있다.

① 내치법

한의학 원리에 따라서 거풍, 청열, 온리, 거습, 거담, 이혈, 익기보혈, 평간식풍, 보익간신, 퇴예장 등의 이론으로 약물을 사용하여 치료하는 방법이다.

② 외치법

수술법, 점안법, 적안법, 세안법, 부안법, 훈세법, 위법, 개도법, 축비법 등을 사용한다.

③ 침구 치료법

십이경맥, 기경팔맥 등이 대부분 머리로 유주하며, 특히 눈 주위로 모인다. 그리하여 십이경맥과 기경팔맥을 자극하여 눈의 질병을 치료한다.

④ 예방법

내부의 감정인 칠정의 문제, 과도한 시력 사용, 좋지 않은 환경, 음식의 영향, 기후의 영향을 살펴 안질환을 예방한다.

⑤ 도인안교법

안질환을 예방하고 기운을 향상시키기 위하여 여러 가지 도인법이 전해진다.

㈎ 외기법

양 손바닥을 마찰하여 눈을 가리는 방법이다. 주로 아침에 시행한다. 손바닥을 마찰하여 활성화된 인체의 기가 눈을 통해 전달되어

기를 형성하는 것이다.

⒩ 안구자체도인법

한 점을 직시하는 방법과 안구를 여러 방향으로 직시하며 회전하는 방법이 있다. 안구를 둘러싼 여섯 개의 안근을 신장시키고 강화하여 눈을 건강하게 하는 방법이다.

⒟ 안구자극법

눈을 감은 상태에서 하안근 아래 부위를 손으로 지그시 누르거나, 회전시키거나, 안쪽에서 바깥쪽으로 쓸면서 마사지하는 방법이다. 눈에 무리가 가지 않을 정도로 부드럽게 해야 한다. 안구를 이완시키고 안근을 강화시키는 방법이다.

⒭ 안와 밑 안구 주위 자극법

안구 주위 경혈을 자극하는 방법이다.

⒨ 머리와 목 뒤 자극법

눈의 피로는 주로 머리와 목의 피로에 의해 유발하기 쉽다. 그리하여 머리나 목을 자극하여 풀어주는 방법으로 눈의 피로를 해소하는 방법이다.

⒝ 전신 운동

눈의 피로는 전신의 피로와도 연관되므로, 전신을 풀어서 이완하는 방법을 응용한다. 주로 상체 운동이나 물구나무서기와 같은 운동을 이용한다.

⒮ 기타 도인법

호흡법과 병행하는데, 눈을 씻거나, 안구 운동을 하거나, 안검에 물을 뿌리거나, 안검을 잡아당기는 방법, 눈을 깜박이는 방법 등이 있다.


⑸ 안과 질환

① 안포 및 안검 질환

② 자부(목내자, 목외자) 질환

③ 백정 질환

④ 흑정 질환

⑤ 동심 질환

⑥ 목편시

⑦ 내장 질환

⑧ 안혼, 안맹 질환

⑨ 안화 질환

⑩ 망시, 시혹 질환

⑪ 근시, 원시 질환


## 2) 이과

### ⑴ 귀의 기능과 구조

인체의 청각 및 평형 운동의 기관인 귀는 구조적 또는 생리적으로 외이, 중이, 내이의 세 부분으로 나누어져 있다.

① 외이

외이는 이개와 외의도로 나눌 수 있다.

㈎ 이개

이개는 귓바퀴를 말한다. 이개는 소리를 모으는 역할인 집음 작용과 소리 방향을 감지하는 기능이 있다.

이륜은 외측 변연부를 말한다.

㈏ 외이도

이개강에서 고막까지의 관으로 성인은 길이가 약 3~3.5cm, 내경은 7~9mm 방향은 S자 형으로 되어있다.

② 중이

중이는 척두골에 위치하며 내이와 외이 사이의 작은 공간이다. 내이의 음파를 전달시키고 강한 진동으로부터 청력개를 보호하며 귓속의 공기 압력을 균등하게 유지하는 작용을 한다. 중이는 고막, 고실, 이소골, 이내근,

이관, 유양돌기 등으로 이루어져 있다.

**㈎ 고막**

외이도와 고실 사이의 얇은 막으로 가로 9~10mm, 세로 8~9mm, 두께 0.1mm의 타원형이다. 색은 회백색 또는 담홍색의 투명막이다. 신생아에서는 원형이고 성인보다 두꺼우며 수평이지만, 성장하면서 수직형으로 변한다. 고막은 3층으로 형성되어 있고, 외측인 피부 측은 외이도 피부의 연장으로 얇은 단층 편평 상피 조직이고 시간이 지나면 탈락되어 귀지와 함께 배출된다. 중간층인 고유층은 탄력 섬유를 가진 내층, 외층 두 층으로 나누며 외층은 섬유가 방사선상으로 있는 방사상층이고 내층은 윤상으로 배열된 윤상층이다. 내측인 점막층은 고실 점막의 연장이다.

**㈏ 고실**

외이, 내이 사이의 측두골 내에 있는 공기강이며, 점막으로 덮여 있다. 직사각형의 여섯 개 벽과 세 개의 고실로 구분되며 이내근, 이소골 등이 있다.

**㈐ 이소골**

고실 내에 있는 콩알 정도 크기의 뼈로서 그 모양에 따라 추골, 침골, 등골 등으로 이루어져 있다. 이들은 고실과 전정창 사이에서 관절을 형성하여 연골 접합으로 연쇄를 이루어 일종의 지렛대를 형성하는데, 고막에 전달된 음파의 진동을 내이에 전달하는 전음 기능을 한다.

**㈑ 이내근**

고막장근, 등골근 등으로 이소골과 연결되어 강한 음의 진동에 반사적인 수축으로 고막의 기능을 가감하여 내이를 보호하는 역할을 한다.

**㈒ 이관**

고실과 비인두강을 연결하는 관으로 유스타키오관이라고 한다. 길이는 31~37mm 정도이다.

**㈓ 유양돌기**

측두골은 추체부, 인부, 고실부, 유돌부 등으로 구성되는데, 유양돌기는 측두골의 유돌부에 위치하며 여러 개의 함기봉소를 가지고 있다.

③ 내이

인체의 평형감각과 청각을 담당하는 주요한 기관으로 측두골 추체부 내의 고실 안쪽에 위치한다. 크기는 전후 약 20mm, 폭 10mm 정도이다. 출생 시에 거의 완전하게 만들어져 성장은 하지 않는다. 내이는 고실, 정원창, 난원창 등을 통하여 연결되며 그 형태와 구조가 매우 복잡하여 미로라고 부른다. 내부 구조물은 전정, 삼반규관, 와우각이 있다.

㈎ 와우

전정의 전하방에 위치한 와우는 달팽이 껍질 모양으로 직경 9mm, 높이 5mm의 2.5회 회전하고 있는 관이다. 외부를 골와부 내부를 막와부라 한다.

막와부는 2개의 막으로 세 개의 공간을 나눈다. 막은 라이니스막과 기저막이 있고, 공간은 위에서부터 전정계, 와우관, 고실계로 나뉜다. 전정계와 고실계는 외림프액이 있고, 와우관에는 내림프액이 있다. 그중 기저막에 Corti기라는 곳이 있는데 이것이 소리를 감지하는 와우미로의 핵심 미로이다.

㈏ 전정

전정은 골전정과 막전정으로 나눌 수 있다.

특히 막전정은 구형낭과 난형낭으로 구성되어 있다. 구형낭 및 난형낭의 내면에는 감각신경상피로 구성된 평형반이 있는데 여기에는 전정신경섬유 종말부가 분포되어 있다. 그 위에 이석이 있다. 이석은 크기가 1~1.5mm의 육각형 모양인데, 주성분은 탄산석과 단백질로 되어 있다. 구형낭반은 수직위로 낭형낭반으로 수평위로 되어 있어서 위치와 직선 운동의 운동 감각을 주관한다.

㈐ 삼반규관(반고리관)

삼반규관(반고리관)은 골삼반규관과 막삼반규관으로 나눌 수 있다. 삼반규관은 세 개의 반고리관 모양으로 서로 직각으로 위치하고 있다.

④ 청력과 평형

㈎ 인간이 들을 수 있는 음파의 진동수는 16~24,000Hz이다.

소리의 전도는 크게 두 가지로 나눌 수 있다. 첫째, 공기 전도로 외이도를 통해서 고막이 진동하여 내이로 전달되는 방법, 둘째, 골전도로 고막을 거치지 않고 두개골을 통해서 직접 내이로 전달되는 방법이다.

㈏ 공기 전도

공기 전도는 음파 → 외이도 → 고막 진동 → 이소골연쇄 → 난원창 → 내이가 일반적이다.

㈐ 소리의 감음

감음은 음을 감지하는 청력 기준이다. 전정창을 거쳐 내이로 들어온 음파는 전정의 난원창 → 전정계 → 외림프액의 파동 → 각정에서 연결된 고실계로 파급 → 와우창(정원창)으로 음파가 퍼져간다. 그중 음파가 라이니스막을 통과하여 와우관의 내림프액의 파동을 유발 → 기저막의 Corti기에 음파 전달 → Corti기 유모세포 자극 → 와우 신경 섬유의 신경 자극 → 청신경로 → 대뇌의 감각중추로 전달된다.

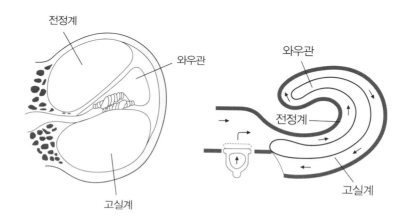

㈑ 평형의 발생 기전

몸의 위치, 운동 방향, 속도, 방향 변화 등 평형감각을 감지하는 것은 세 개의 반고리관과 전정의 구형낭, 난형낭의 기능이다. 신체의 운동은 크게 직선 운동과 회전 운동으로 나뉘며, 직선 운동은 전정에서 감지하고, 회전 운동은 반고리관에서 감지한다.

⑵ 귀의 진찰법

귀의 진찰은 이개 및 그 주위 조직, 임파선, 이하선, 유양돌기 부위의 촉진과 시진으로 시작하여 외이도와 고막의 순으로 관찰한다. 그 외 이루, 이통, 현기증, 청력 장애 등을 점검한다.

① 이경 검사

이경 검사는 외이도와 고막 관찰을 도와준다. 환자를 의자에 앉힌 후 머리를 검사자보다 낮게 하고 머리를 뒤로 약간 젖힌 후에 관찰한다.

② 분비물 검사

귀의 분비물인 이루를 검사하는 것은 원인이 되는 균주를 밝히기 위해 시행한다.

③ 청력 검사

청력 검사 기구는 박자, 음차, 시계음 등 간단한 방법을 이용함으로부터 순음, 언어 청력기에 의한 검사까지 여러 가지가 있다.

④ 평형 기능 검사

어지러움과 신체 평형 장애를 진찰하여 전정 기관의 기능을 검사하는 방법으로 주로 자각적인 방법을 검사하는 방법이다. 자각적인 평형 기능 검사법과 안근 및 전신근군에 나타나는 현상을 관찰하는 타각적 평형 기능 검사법이 있다.

⑤ 이관 통기

이관통기법은 이관의 통기 기능 검사 및 협착된 이관의 치료 목적으로 주로 사용된다. 이관 인두부로부터 공기를 중이강으로 넣는 검사법이다.

발살바법, 프렌젤법 등이 있다.

### (3) 이과의 치료법

#### ① 내치법

한의학 원리에 따라서 소풍청열, 사화해독, 이수삼습, 행기통규, 산어배농, 거담통규, 보신익정, 익기양혈 등의 이론으로 약물을 사용하여 치료하는 방법이다.

#### ② 외치법

(가) 세조– 농과 가피를 제거하는 데 사용하는 씻는 방법

(나) 적이– 약물을 적셔 바르는 방법

(다) 취약– 약물을 불어넣는 방법

(라) 색이– 귀에 붙이거나 외이도에 꽂아서 사용하는 방법

(마) 위법– 귀에 방향성 약재를 이용하여 따뜻한 온기를 가하는 방법

#### ③ 침구 치료법

십이경맥, 기경팔맥 등이 대부분 머리로 유주한다. 그중 귀로 모이는 경맥을 자극하여 귀의 질병을 치료한다.

#### ④ 도인 치료법

귀 치료를 위한 각종 도인 요법이 있다.

(가) **명천고** – 이명과 이롱 예방과 치료에 사용하는데, 검지와 중지를 이용하여 측두골 부위를 두드리는 방법

(나) **엄이거두선법** – 어지럼증 예방과 치료에 사용하는데, 양손으로 귀를 막고 머리를 움직이는 방법

(다) **이롱도인법** – 손바닥을 마찰한 후에 귀를 손바닥으로 막는 방법

### (4) 이과 질환

#### ① 이개 질환

#### ② 외이도 질환

③ 고막 질환

④ 중이 질환

⑤ 내이 질환

## 3) 비과

### (1) 코의 기능과 구조

#### ① 개요

코는 상부 호흡기의 일부로서 냄새를 맡는 후각 기능과 온도 및 습도를 조절하는 정화 기능으로 상기도를 보호하고 깨끗한 공기를 호흡기로 보내며 발성 시의 공명 기능을 겸하고 있는 감각기관이다. 크게 외비, 비강, 부비동으로 분류한다.

#### ② 외비

외비는 골, 연골 조직, 피하 조직, 피부 등으로 덮여 있다.

#### ③ 비강

비강은 6면을 가진 상자에 비유할 수 있다.

비전정, 비중격, 비강상벽, 비강측벽, 비강저, 비강점막으로 나뉜다.

#### ④ 부비동

비강 주위의 공동으로, 출생 시에는 아주 적거나 존재하지 않는다. 부비동은 비강의 상·중비도와 연결되어 자연 개구부가 비강에 있다. 부비동에는 사골봉소라는 공기주머니가 있어서 압력, 공기의 통로가 되며, 이를 일정하게 유지한다. 부비동은 전두동, 사골동, 상악동, 접형동으로 분류한다.

#### ⑤ 생리 기능은 크게 코, 후각, 성음공명 작용이 있다.

### (2) 코의 진찰법

#### ① 시진

외비의 형태, 안와부 주위, 얼굴의 기형, 종창, 변색, 압통 등을 중심으로 관찰한다.

② 촉진

비근, 비배, 전두동 부위, 안와부 주위 등의 기형, 골의 결손, 경결, 압통 및 파동 등을 관찰한다.

③ 타진

주로 부비동 질환에서 사용한다. 눈에 압력을 가하지 않도록 주의하면서 좌우의 눈썹 바로 밑과 광대뼈 밑을 동시에 압박하여 압통의 차이를 비교한다.

④ 비경 검사

비강은 주로 비경을 사용하여 검사한다. 비경 검사에는 크게 전비경 및 후비경 검사가 있다. 비경을 사용할 때 비중격에 접촉되지 않도록 주의한다.

⑤ 광선 투사 투시법

철조등을 사용하여 투시하는 방법이다. 주로 상악동과 전두동의 상태를 관찰한다.

⑥ 통기 검사

양쪽 비강으로 공기가 잘 통하는지 점검하는 방법

⑦ 후각 검사

환자는 눈을 감고 비강을 손가락으로 막은 다음 에테르, 발삼, 마늘 등을 사용하여 후각 유무를 검사하는 방법이다.

⑧ 구음 검사

폐색성 비성과 개방성 비성을 구별하는 방법으로 소리의 상태를 들어 파악한다.

⑨ 부비동의 방사선 검사

단순 촬영과 CT, MRI 등이 있다.


⑶ 비과의 치료법

① 내치법

㈎ 소풍해표

(나) 청열해독

(다) 이수삼습

(라) 방향통규

(마) 온폐보비

(바) 자보신음

(사) 행기활혈

(아) 보탁배농

② 외치법

(가) **취약** – 약을 미세 분말로 만들어 코안에 불어넣는 방법

(나) **도포** – 약물을 환처에 바르는 방법

(다) **색비** – 약물 분말을 면봉 등을 이용하여 코안에 끼워 두는 방법

(라) **적비** – 코안에 약물을 뿌려서 적시는 방법

③ 침구 치료

십이경맥, 기경팔맥 등이 대부분 머리로 유주한다. 그중 코로 모이는 경맥을 자극하여 코 질병을 치료한다.

④ 도인 치료

(가) **비색과 불문향취의 치료법**

관개중악법을 사용하는데, 중지를 손바닥에 비벼서 코 주위를 마사지하는 법

(나) **비색과 다체**(콧물)**의 치료법이다.**

허리 펴고 바르게 앉아서 입을 다물고 코로 흡입한 후, 손으로 코를 막고 눈을 감은 상태로 입으로 숨을 내쉬는 방법이다.

(다) **비창**(비강 염증)**의 치료법**

다리를 모은 후 발목 이하 부위만 V자 모양으로 벌린 다음 숨을 참는 방법이다. 취기법의 하나이며, 입안의 열기를 비창 부위로 불어넣는 방법이다.

(라) **비뉵**(코피)**의 치료법**

두 눈을 뜨고 코를 하늘로 향하게 하여, 공기를 흡입하고 곧바로 목으로 삼키는 방법이다. 손을 찬물에 담갔다가 이마나 후두부를 두드리는 방법도 있다.

### (4) 비과 질환
① 외비 질환
② 비중격 질환
③ 비강 질환
④ 부비동 질환

## 4) 구(입), 치과

### (1) 구강 및 혀, 타액선의 기능과 구조

#### ① 구강

구강은 상악과 하악으로 둘러싸인 공동이다. 구강은 상벽, 하저, 측벽으로 구성되어 있다. 구강과 혀의 운동에 의하여 저작, 연하, 언어 구성의 기능이 이루어진다.

##### ㈎ 구순

구순은 입술을 말한다. 양 입술 사이를 구열이라고 하며, 두 입술의 접합부를 구각이라고 한다.

##### ㈏ 구강전정

입술의 안쪽과 치조돌기 사이의 오목한 부분을 말한다.

##### ㈐ 협

협은 볼을 말한다.

##### ㈑ 구개

구개는 입천장을 말하며 앞쪽 부분을 경구개, 뒷부분을 연구개라 한다.

##### ㈒ 구강저

하치조돌기와 양쪽 구개설궁 사이를 말하며, 혀가 있다.

   (ㅂ) **하악**

상악골과 마주하고 있는 부분으로 하악지 및 하악체로 이루어져 있다.

② **혀**

근육이 뭉친 조직으로 점막으로 덮여 있다. 움직일 수 없는 뒤쪽 1/3 부분은 설골과 하악 등에 고정되어 있다. 움직일 수 있는 앞쪽 2/3 부분은 분계구에 의하여 후강과 인두로 나눈다.

③ **타액선**

타액선은 주타액선과 소타액선으로 이루어져 있다. 주타액선은 이하선, 악하선, 설하선이 있다. 소타액선은 구강 내 점막 하에 위치하여 짧은 관을 통하여 침을 분비한다.

(2) **구강의 진찰법**

① **구강의 시진**

반사경으로 구강을 비추고 설압자로 추벽, 함요부를 제치면서 관찰하는데, 환자가 의치를 하고 있으면 제거하고, 상치열의 내면은 치경 혹은 후두경을 이용하여 관찰한다.

② **설의 시진**

설태, 설배 및 유두의 상태, 균열, 궤양, 경결의 유무를 관찰한다.

③ **문진**

구강 질환 환자에게는 구강 내의 통증, 종창감, 연하 장애, 언어 장애, 타액 분비 장애, 미각 장애, 구취의 유무 등을 물어보고, 또한 구강 질환과 관계가 깊은 소화기, 호흡기, 혈액 질환의 유무도 살펴야 한다.

④ **촉진**

시진으로 어떤 증상이나 증후를 발견하였을 때는 촉진을 한다.

⑤ **미각 검사**

미각 검사는 설점막의 장애뿐만 아니라 이를 지배하고 있는 신경의 장애와 그 부위를 관찰하는 데 도움이 된다. 방법은 공복 시에 환자를 앉게 한 다음 침을 뱉은 후에 시행한다. 단맛은 포도당을, 신맛은 주석산을, 짠맛은 생리식염수를, 쓴맛은 염산키네니액을 묽게 한 다음 면봉에 묻혀 혀의 각 부위에 바른다.

### (3) 치료법

#### ① 내치법

㈎ 소풍청열

㈏ 청심양혈

㈐ 거담습열

㈑ 활혈거어

㈒ 거부배농

㈓ 이격통전

㈔ 보신건비

㈕ 보익기혈

#### ② 외치법

㈎ **취약** – 약을 미세 분말로 만들어 입안에 불어넣는 방법

㈏ **함수** – 치통이나 구취에 약물을 입에 머금어서 양치하는 방법

㈐ **첩부** – 약물을 아픈 곳이나 경혈에 붙이는 방법

㈑ 揩齒(개치) – 약물을 치약처럼 사용하는 방법

㈒ **자파** – 삼릉침이나 칼끝으로 아픈 부위를 찔러서 파열시켜 배농과 어혈을 제거하여 열을 가라앉히고 지통시키는 방법

#### ③ 침구 치료

십이경맥, 기경팔맥 등이 대부분 머리로 유주한다. 그중 입으로 모이는 경맥을 자극하여 구강 질환을 치료한다.

④ 도인 치료

　㈎ 혈위 지압법

　　치아를 뽑거나 치통이 있는 경우 치아를 뽑은 다음 경혈을 지압 또는
　　자극하는 방법. 치통에도 사용한다.

　㈏ 안마법

　　치통은 지통이 주가 되고 청열, 강화를 하는데 해당 경혈을 안마하는
　　방법

　㈐ 叩齒咽津(고치인진) 도인법

아침저녁으로 상하 치아를 부딪치는 방법이다. 혀로 잇몸을 닦듯이 마사
지하면 침이 고이는데 그 침을 삼키는 방법

　㈑ 治口乾無津(치구건무진) 도인법

　　입이 마르고 쓰며 혀가 까칠하고 진액이 없는 경우에, 입을 크게 벌리
　　고 하품을 하며 鳴天鼓法(명천고법: 이과 치료법중 하나)을 시행한 후 혀를 입
　　안에 휘저어 침이 고이면 삼킨다.

　㈒ 治口津淸淡無味(치구진청담무미) 도인법

　　입안의 침이 차고 무미한 경우에, 입을 약간 벌리고 폐의 따뜻한 기를
　　입을 통하여 여러 차례 불어넣어 입안에서 맛을 느끼면 멈춘다.

　㈓ 治口內生瘡(치구내생창) 도인법

　　입안의 각종 상처를 치료하는 방법이다. 목을 똑바로 하고 어깨를 올린
　　다음 하늘을 보듯이 위로 향한 후에 머리를 좌우로 21회 돌리고 숨을
　　한번 쉰 다음 기혈이 움직이는 것을 기다렸다가 다시 시행한다.


⑷ 구강 치과 질환

　① 구강 질환

　② 입술 질환

　③ 혀 질환

　④ 치은 질환

## 5) 인후과

### ⑴ 인두, 후두, 편도의 기능과 구조

#### ① 인두

인두는 두개저에서부터 시작하여 구강과 비강으로 계속되어 후두와 식도 입구까지 이르는 하나의 공간이다.

#### ② 편도

인두 점막 속에 발달한 림프 세포의 여포의 접합체로 일반적으로 편도선 이라고 한다. 대표적인 것으로 구개 편도, 인두 편도, 설 편도, 이관 편도 등이 있다.

#### ③ 후두

인두와 기관 사이에 있는 후두는 대부분 그 골격이 몇 개의 연골로 구성 되어 있고 그 주위에 인대, 근육, 점막 등으로 결합된 통 모양의 삼각추체 형태를 하고 있다. 후두연골로는 갑상연골, 윤상연골, 피열연골, 후두개 연골, 소각연골, 설상연골이 있다.

④ 인두는 생체의 보호 작용, 호흡 공기의 통로, 공명강 및 연하 작용을 하는 곳이다.

⑤ 편도의 기능은 확실치 않지만 방어 기능을 한다고 본다.

⑥ 후두는 호흡 작용, 방어 작용, 발성 작용, 연하 작용을 한다.

### ⑵ 인두의 진찰법

#### ① 문진

문진 시 인두, 후두, 인두통, 연하 장애, 지각 장애, 발열, 해수, 가래, 발 음 및 언어 장애, 쉰 목소리 등을 점검해야 한다.

#### ② 시진 및 촉진

##### ㈎ 인두

환자가 긴장을 푼 자세로 앉아있게 하고, 설압자를 이용하여 구역반사 를 피하며 인두를 관찰한다.

왼쪽 손으로 환자의 두 손을 흉부에 고정하고, 오른손으로 환자의 머리를 검사자가 원하는 위치에 고정한다. 그다음 턱을 가볍게 들어 올려 인두 부위를 촉진한다.

  (나) 상인두

설압자와 후비경으로 관찰한다.

  (다) 중인두

혀, 구강, 편도, 인두, 구협, 인두측삭 등을 관찰한다.

  (라) 하인두

설근을 강하게 압박하여 볼 수 있으나 Flatau 인후경, 후두경, 후두직 달경 등을 사용한다.

③ 청진

청진으로 호흡 곤란과 천명을 진찰할 수 있다. 후두부의 청진에서 정상적인 소견은 강한 고음성 잡음이 들리고, 폐포음은 정상이며, 호흡 시에 천명음이 들린다.

④ 방사선 검사

인두의 단순 촬영은 주로 연조직 촬영이다. 후두의 방사선 검사는 후두경 검사의 보조법으로 후두의 종양, 이물을 관찰하는 것으로 후두조영법 등이 있다.

(3) 치료법

① 내치법

  (가) 소풍해효

  (나) 청열해독

  (다) 통변이격

  (라) 해울산결

  (마) 청인화담

  (바) 양음양액

(사) 온보원기

② 외치법

(가) **함인법**

약을 환이나 편으로 만들어 입안에서 오랫동안 머금어 천천히 삼키는 방법

(나) **함수법**

약액을 구강과 인후부에 뿌려서 환처를 씻어내는 방법

(다) **취법**

분말한 약을 갈대(빨대) 등을 이용하여 조금씩 인후에 뿌리는 방법

(라) **훈증법**

코나 인후에 증기나 연기를 흡입하는 방법

(마) **탐토법**

약물을 삽입하여 인후가 자극되게 하여 담연을 토하게 하는 방법

(바) **외부법**

인후병과 경항부 외측의 환체에 종창이 있을 경우에, 혹은 인후부 열방이 있을 때 사용하는 방법으로 약물을 고로 만들어 붙이는 방법

③ **침구 치료법**

십이경맥 중 인후 부위로 유주하는 경맥을 자극하여 인후 질환을 치료한다.

④ **락법**

열위법과 비슷하며 구강, 인후, 잇몸 등의 뉵혈, 출혈된 환처가 지혈이 되지 않을 경우에 사용한다. 삼릉침에 열을 가하여 달군 다음 참기름 등을 묻힌 후에 신속하게 환부를 지지는 방법이다.

⑤ **도인 치료법**

인후병의 도인 요법에는 금나법, 제괄법, 안마법, 도인법이 있다.

(가) **금나법**

인후종창, 극심한 통증, 연하곤란 등의 급성 인후병에 사용한다. 단측금나법과 양측금나법이 있다. 시술자가 환자의 팔과 어깨를 잡고

인후부를 펴는 방법을 사용한다. 시술 시 약물이나 묽은 죽을 같이 사용하기도 한다.

(나) 제괄법

제법과 괄법이 있다. 제법은 시술자의 손가락에 기름을 발라 긁어 주는 방법이고, 괄법은 수저나 도자기 모양의 그릇에 기름을 발라서 피부를 긁어 주는 방법이다.

(다) 안마법

목소리가 쉬거나 인후통 등에 활용하는데, 병증에 맞는 혈위를 선택하여 안마하는 방법이다.

(라) 도인법

뺨과 어깨를 압박하는 방법, 그 외 턱을 아래위로 움직이며 손을 같이 움직이는 방법 등이 있다.

⑥ 식이요법

(가) 청룡백호법

감람과 라복(무씨)을 끓여서 자주 복용한다.

(나) 나복채

초겨울의 시래기를 특별한 제법으로 만든 식품을 복용한다.

(다) 염우절

연근을 말려서 소금에 절여 놓았다가 목 아플 때 복용한다.

(4) 인후과 질환

① 유아 질환

② 후비 질환

③ 인두의 증후성 질환

④ 후풍 질환

⑤ 후두의 증후성 질환

⑥ 성음 및 언어 질환

## 6) 피부외과학

### (1) 개요

한방 피부외과는 피부 표면에 나타난 종양이나 피부뿐만 아니라 근골이나 장부 및 조직에 생긴 종양 일체를 약물 요법, 절개 수술, 외용약 등을 이용하여 질병을 연구하고 치료하는 학문이다.

한방 피부외과학에서는 특히 경락을 중요시한다. 그 이유는 기혈이 경락과 장부 연관성을 가지고 순환하는데, 순환의 장애를 일으켰을 때 그 경락상에 옹저나 종양이 발생된다고 보았다. 그리고 그 질환의 원인도 경락과 장부를 연관시켜 규명하였을 뿐만 아니라 옹저나 종창의 발생 부위나 병명도 경락 계통이나 혈명에 따라 정하고 있다. 이러한 관점에서 볼 때 서양에서는 수술하는 것만을 외과라 칭하고 있지만 한의학에서는 원인설을 추구하여 치료하는 특색이 있다. 또한 약물 요법으로 종양을 치료하되 내복약, 외용약, 첩부약 등을 사용하고 있으며 경락의 발생 부위에 따라 치료 방법이나 병명이 다르다.

한의학의 외과학은 정종파와 전생파가 있다. 정종파는 보탁을 위주로 하면서 개도법(수술)을 겸하여 사용하고, 전생파는 공독이나 소도를 주로 하고 개도법을 삼갔다.

### (2) 외과 질병의 명명 및 분류

① 외과적 질병의 명명

병변의 형태, 연관된 장부, 발병 원인, 독특한 현상, 병변의 발생 부위나 혈위 및 색깔, 질병의 특성 및 범위와 대소 등에 의해 명명하였다.

② 외과적 질병의 분류

⑦ 총강류

㉠ 瘡瘍(창양)

체표의 얕은 부위에 나타나는 외과 질환의 총칭. 좁은 의미로는 피하에 발생한 瘍毒(양독)과 피부에 발생한 癤瘡(절창)을 말한다.

㉡ 腫瘍(종양)

아직 터지지 않은 종괴를 말한다.

ⓒ 潰瘍(궤양)

저절로 터졌거나 절개된 것을 말한다.

㈏ **창양류**

㉠ 癰(옹)

쉽게 화농되어 터지면서 또한 쉽게 유합되는 급성 창양을 가리킨다. 농점은 없고 국부의 종창, 발적, 열감, 통증이 나타난다.

㉡ 疽(저)

양증인 옹에 상대되는 음증을 저라고 한다. 경계가 불분명하고 통증이 적으며 잘 가라앉지도 않고 터지지도 않는다.

㉢ 癤(절)

피부의 얕은 부위에 발생하는 급성 화농성 질환

㉣ 發(발)

창양의 범위가 큰 것을 가리킨다.

㉤ 疔(정)

마치 못이 박힌 것과 같이 피부 표면의 병변 모습은 작으나 그 뿌리가 깊은 것을 말한다.

㉥ 流注(유주)

기육 심부에 있는 종양에서 발병하며, 병변은 양증에 속한다. 국소적으로 미만성 종대가 나타나는데 결괴가 심하지 않고 피부색도 변화가 없다.

㉦ 丹毒(단독)

마치 붉은 색칠을 한 것과 같이 피부가 급속하게 붉게 되면서 발열과 통증이 심하고 한열이 교체되며 때때로 수포가 발생하기도 한다.

㉧ 走黃(주황)

정독이 주산입혈하여 장부를 손상시킨 결과 나타나는데, 일반적으로 안면부 정창과 함께 나타나는 경우가 많다. 현대적으로는 일종의 전신성 화농성 감염이다.

ⓩ 內陷(내함)

창양 발생 시 정기가 사기를 이기지 못하여, 독기를 바깥으로 내보내지 못하고 오히려 안으로 들어가서, 營血(영혈)이나 더 깊은 곳의 장부에 영향을 미쳐서 발생하는 전신성 위험 증후군을 말한다.

㉲ 瘰癧(나력)

초기에는 그 크기가 콩알만 하고 피부색의 변화는 없다가 점차 커져서 그 수도 많아져 마치 염주알처럼 매달리게 되는데, 일반적으로 경부에 발생하여 겨드랑이까지 파급되기도 한다. 현대 의학의 림프절 결핵에 해당한다.

㉳ 流痰(류담)

골관절에 발병하며 관절 깊은 곳에서 발병하므로 발병과 화농이 모두 느리고, 궤파하면 맑은 농이 흐르거나 우유 빛깔 물질을 형성한다. 쉽게 치료되지 않는다. 현대 의학의 골관절 결핵에 해당한다.

⒟ **피부병류**

㉠ 瘡(창)

피부 표면에 발생하는 구진, 포진, 궤파된 후 미란된 피부 상태를 포함한다.

㉡ 疳(감)

점막에 발생하여 오목한 형태의 상처인데 피부 표면의 궤양을 의미한다.

㉢ 丹(단)

안면 피부색이 갑자기 붉은 칠을 한 것처럼 변하는 것

㉣ 斑(반)

피부의 색소 변화

㉤ 疹(진)

피부에 발생하는 구진이나 좌창 등 구진성 질환을 말한다.

ⓗ 疕(배)

피부의 한진(한포진)을 말한다.

ⓢ 痘(두)

피부의 장액성 물질을 함유한 소수포를 말한다.

ⓞ 癬(선)

인설을 동반한 피부의 비후 또는 삼출성 피부병을 말한다.

ⓙ 疥(개)

전염성 발진으로 피부에 손상을 입히는 것의 총칭과 전신에 발생하는 가려움성 피부병 두 가지를 의미한다.

ⓒ 疣(우)

피부 표면에 발생하는 일종의 양성 종양으로 사마귀를 말한다.

㈔ **항문병**

㉠ 痔(치)

치는 우뚝 솟는다는 뜻으로 항문뿐만 아니라 귀, 비강에 소육이 자라는 것을 말한다.

㉡ 瘻(루)

창이 생긴 구멍으로부터 농이 오래도록 계속 흘러나오는 것을 말한다.

㉢ 항문 주위의 옹저

항문옹, 현옹, 좌마옹, 과마옹, 학구저

㉣ 탈항

직장 일부가 항문 밖으로 탈출한 것이다.

㈕ **종류류**

㉠ 瘿(영)

갓끈이 이어져 있는 형태를 따서 붙인 이름이다. 현대 의학의 갑상선 종대를 지칭한다.

㉡ 瘤(류)

어혈, 탁기, 담탁과 같은 물질이 조직상에 정체되어 형성된 종류를 말한다.

ⓒ 岩(암)

현대의 癌(암)과 같은 의미. 돌과 같이 단단하다고 하여 붙여진 이름이다.

ⓔ 失榮(실영)

악성 종류의 하나로 경부나 귀 전후에 잘 발생한다. 현대 의학에서는 경부림프선염에 속발된 악성 종류에 해당한다.

ⓜ 번화창

피부에 나타난 종류를 가리킨다. 현대 의학의 편평상피세포암, 기저세포암과 유사하다.

(ㅂ) 기타류

㉠ 風(풍)

발병이 빠르고 변화하는 속도가 빠른 급성 질환을 의미한다.

㉡ 毒(독)

증상이 변하는 속도가 빠르고 중하며 전염성이 있는 질병을 말한다.

㉢ 痰(담)

피하의 덩어리가 누르면 파동성을 느끼며 대부분 피부색 변화가 없다. 현대 의학의 결핵성 질병과 유사하다.


(3) 피부 해부학 및 경락

① 개요

피부는 환경으로부터 인체를 구분 짓는 경계이다. 피부 무게는 4kg이고 넓이는 2㎡이다. 피부의 바깥층은 표피이고 안쪽 층은 진피이다. 표피는 결체 조직으로 되어있는 진피에 부착되어 있으며 영양 공급을 받는다. 진피층 아래에는 피하 지방 조직이 있다.

② 피부

(가) **표피**

표피는 세포들이 밀착되고 꽉 채워진 많은 층으로 이루어져 있다. 각질
형성 세포, 멜라닌 세포, 랑게르한스 세포, 메르켈 세포로 구성되어 있
다.

(나) **표피 진피 경계부**

표피와 진피의 경계부는 기저막 영역으로 되어 있다.

(다) **표피 부속기**

표피 부속기에는 애크린한선, 아포크린한선, 한관, 모피지단위, 조갑,
모발 등이 있다.

(라) **진피**

진피는 표피와 피하지방 사이에 위치하고 있으며 피부의 대부분을 차
지한다. 표피의 구조를 지지하고 영양 공급을 해준다. 진피의 두께는
매우 다양하여 엉덩이 부분은 매우 두껍고 눈꺼풀은 매우 얇다.

(마) **피하 지방층**

피하 지방층의 두께는 신체 부위에 따라 각각 다른데 중년층의 허리에
서 가장 두껍고 눈꺼풀, 음경, 음낭에는 거의 존재하지 않는다.

(바) **피부 표면의 지질**

피부 표면 지방은 피지선과 각질 세포 두 곳에서 생성된다.

(사) **표피 장벽**

피부의 제일 상층부에 존재하는 각질층이 피부 장벽으로 작용한다. 각
질 세포와 세포들 사이에 층상 구조를 이루는 표피 지질이 연속적인 층
을 이룸.

표피 장벽의 기능은 아래와 같다.

　　㉠ 표피의 수분 증발과 손실을 억제하여 표피의 건조화를 막음
　　㉡ 표피의 정상적인 생화학 대사를 할 수 있는 환경을 제공
　　㉢ 피부 외부로부터 화학적 물리적 손상 방지

    ⓔ 세균, 곰팡이, 바이러스 등 침범 방지

   ㈎ **피부의 투과성**

    각질층을 제외한 표피와 진피의 대부분은 투과성이 높다.

  ③ **피부의 경락**

   십이경맥의 순행 부위를 근거로 십이 피부가 있으며 그 경맥은 피부 간에 분포한다. 십이피부는 피부의 상태와 증상에 대한 장부 경락과의 관계를 나타내며 피부 변증론치의 중요성을 설명하는 것이다.


 ⑷ **피부외과의 진찰법**

한의학에서 가장 기본이 되는 진단법은 사진법이다. 사진은 망문문절로 구성되어 있고, 피부외과에서도 마찬가지이다.

 ① **망진**

  단순하게 환자의 질환과 신체의 변화에 대한 육안 관찰만을 말하는 것이 아니라 환자의 기분과 신체에서 느낄 수 있는 분위기까지도 점검해야 한다. 특히 피부에 발생하는 각종 질환은 망진을 통해서 진단이 가능하고 이를 토대로 병명이 붙여졌다.

 ② **문진**

  문진은 청진과 취진을 포괄한다. 청진으로 환자의 언어, 호흡, 구토, 구역들을 듣고 음양허실을 변별해야 한다. 취진은 취각으로 환자의 상태를 변별하는 것이다.

 ③ **문진**

  문진은 환자나 보호자에게 질문을 통하여 질병을 변별하는데 병력 청취에 신경을 써야 한다. 피부외과에서는 외증의 형태는 망진으로 알 수 있으나 통증과 가려움의 감각은 환자의 진술 내용을 토대로 알 수 있다.

 ④ **절진**

  절진은 맥진과 촉진을 말하며 맥진을 통해서 정기와 사기의 상태를 점검하고 질병의 변화를 알아내어 치료 원칙을 세워야 한다. 촉진은 손으로 느껴지는 감각을 통해 병변을 만져서 병변의 성질과 화농 여부를 파악해야 한다.

### (5) 피부 증상과 증후

피부 증후는 피부에만 특징적으로 나타나는 타각적 증상을 말한다. 원발진과 속발진으로 나뉜다.

#### ① 원발진

피부 질환의 초기에 나타나는 병변

**㈎ 반점**

피부의 색조 변화

**㈏ 구진**

크기가 작으며 좁쌀 같은 융기

**㈐ 결절**

덩어리 상태이며 구진과 같은 형태이나 크기가 좀 더 크다.

**㈑ 종양**

종양은 결절처럼 덩어리 모양이지만 그 크기가 더 크다.

**㈒ 팽진**

피부에 국소적인 부종이 발생한 경우를 말한다.

**㈓ 소수포**

작은 물집을 말한다. 고름으로 변한 물집은 농포라고 한다.

**㈔ 대수포**

큰 물집으로 장액성의 맑은 액체를 함유하고 있다.

**㈕ 농포**

수포의 내용물이 농이다.

#### ② 속발진

시간적으로 원발진보다 늦게 나타나며 원발진이 소멸하거나 진행되어 변화된 피부 병변을 말한다.

**㈎ 인설**

각화된 백색의 상피 세포가 피부 표면에 부착된, 건조하거나 습한 각질 덩어리이다.

㈏ **소파, 조흔**

피부에 나타나는 상처. 주로 긁혀서 나타난다.

㈐ **구열**

피부의 탄력성이 결핍되어 표피에 생기는 균열.

㈑ **가피**

표피와 진피의 일부가 박리 절단되어 유출된 액체가 응고, 건조된 것이다.

㈒ **미란**

표피 일부가 손상을 받아 삼출액이 흘러 피부 표피가 침윤된 상태로 반흔이 남지 않는다.

㈓ **궤양**

표피와 진피의 다양한 모양의 괴사가 일어나 발생하는 것으로 미란과 달리 병소가 깊어 심한 경우 피하지방까지 퍼질 수 있고 치유된 후 반흔을 남긴다.

㈔ **반흔, 위축**

상처 부위가 치유되면서 피부 깊숙한 조직인 진피와 피하지방층에 새로운 기육이 만들어지면서 원래의 상태와 다른 흔적을 남기는 치유 과정의 산물이다. 위축은 피부의 탄력이 떨어지고 피부 부속 기관들이 소멸되며 주름살이 늘어나고 피부가 얇어지는 것을 말한다.

㈕ **태선화, 색소 침착**

피부 발진이나 증상이 오랫동안 지속되면서 피부 표면과 진피가 두꺼워지는 현상을 말하는데, 건조하기 때문에 피부는 광택을 잃고, 유연성이 없어지며, 딱딱해지고, 피부색이 어둡다.

③ 피부외과 질환에서 종, 통, 양(가려움), 양(종괴), 농의 변증 감별이 중요하다.

(6) 피부외과학의 치료

① 내치법

내치법을 외과 질환의 내치법과 피부 질환의 내치법으로 나눈다.

㈎ 외과 질환의 내치법

㉠ 내치법의 3대법

창양의 발전 과정을 나누면 초기, 성농기, 궤후기이다. 이에 맞게 치료법은 소법, 탁법, 보법으로 나눈다. 이것을 창양내치의 3대 법이라고 한다.

a) 소법

창양 초기에 소산시켜 화농되지 않도록 하는 방법이다.

b) 탁법

보탁과 투탁이 있는데 보탁은 기혈을 보하여 정기를 도와서 독을 밖으로 내보내는 방법이고, 투탁은 독이 성한 상태이므로 성농을 촉진하여 독을 밖으로 나가게 하는 방법이다.

c) 보법

창양이 궤한 후에 기혈을 보하여 재생을 촉진하는 방법이다.

㉡ 내치법의 원칙

해표법, 통리법, 청열법, 온통법, 거담법, 이습법, 행기법, 화영법, 내탁법, 보익법, 양위법 등이 있다.

㈏ 피부 질환의 내치법

피부 질환 내치법의 원칙은 소풍산한, 소풍청열, 청열이습, 양혈해독, 활혈거어, 살충구충, 평간잠진, 화담연견, 자음강화, 양혈윤조, 건비이습, 온보신양, 양음생진, 온양통락법 등이 있다.

② 외치법

동일한 피부병이라도 피부 손상의 형태가 다르면 치료 또한 다르며, 피부병의 성질이 다르더라도 피부 손상의 형태가 비슷하면 치료 또한 비슷할 수 있다.

⑦ 외용 약물 제형

　　㉠ 수제(용액)

상처 입구를 청결히 씻어주고 습부하면 소염 퇴종 작용이 있다. 급성 피부 질환에 사용한다.

　　㉡ 분제

삼출액이 없는 급성 혹은 아급성 피부염에 사용하는데 가루로 된 약재를 뿌려서 사용한다.

　　㉢ 세제(수제와 분제의 혼합)

삼출액이 없는 급성 혹은 아급성 피부염에 사용한다.

　　㉣ 정제(알코올 등을 용매로 사용한 약)

주로 가려움증이나 진균에 사용한다.

　　㉤ 연고(기름을 베이스로 사용한 반고체형 제제)

피부 손상을 가진 만성 피부병에 사용한다.

　　㉥ 유제(기름을 용매로 사용한 약)

인설이나 미란이 있는 아급성 피부병에 사용한다.

⑭ 외용 약물의 사용 원칙

　　㉠ 급성 단계의 피부염에는 세제, 분제, 용액, 습포를 사용한다.

　　㉡ 대량 삼출성이나 발열, 홍종에는 용액, 습포가 가장 좋다.

　　㉢ 아급성 단계의 피부염에서 삼출액이나 미란이 적고 홍종이 줄어들고 인설과 결가가 있으면 유제가 좋다.

　　㉣ 만성 단계의 피부염에서 침윤비후가 있고, 각화 과정이 있으면 연고를 주로 사용한다.

⑭ 약물 사용법

　　㉠ 위부법

창양 주위에 약을 발라서 치료하는 방법

　　㉡ 분취법

분무기로 환처에 뿌리는 방법

ⓒ 함수법

물약을 이용하여 양치질하는 방법

ⓔ 점법

비교적 작은 질환, 티눈, 사마귀 등에 대하여 국부에 약을 붙여 치료
하는 방법

ⓜ 찰법

약으로 국부를 마찰하는 방법

ⓗ 기포법

자극성 약물을 분말 형태로 붙여 발포하는 방법

(라) **수술 방법**

ⓛ 피부를 찢어서 농이나 악혈을 빼내는 방법

ⓛ 사기 조각 끝으로 환처의 피부를 얕게 찌르는 법

ⓒ 괘선법

부식 작용이 있는 약선을 이용하여 형성된 누관의 양쪽 누공을 연결
시켜 치료하는 방법

ⓔ 결찰법

치핵, 사마귀 등의 튀어나온 질병을 묶어서 조직을 괴사시켜 탈락시
키는 방법

③ **침구 치료법**

십이경맥과 십이 피부의 분포와 장부의 변증을 이용하여 침, 뜸, 부항으
로 치료한다.

④ **이학적 요법**

(가) **인훈법**

약물 가루를 태운 후 연기를 환부에 쐬어서 치료하는 방법

(나) **열홍 요법**

병변 부위에 약을 바른 이후 불로 말리는 치료법

(다) **약욕 요법**

약물을 물에 넣고 끓여서 병변 부위에 씻어주는 치료법

⑤ 물리 치료

 ㈎ 전기외과술

  고주파 전류를 이용하여 조직을 제거하거나 파괴하는 방법

 ㈏ 자외선 요법

  자외선을 병변 부위에 쪼이는 방법

 ㈐ 레이저 요법

  레이저를 이용하여 치료하는 방법


(7) 외과 질환

 ① 창양

 ② 단도

 ③ 발이

 ④ 유주

 ⑤ 주황과 내함

 ⑥ 나력

 ⑦ 유담

 ⑧ 영유

 ⑨ 종양

 ⑩ 파상풍

 ⑪ 욕창

 ⑫ 교상

 ⑬ 화상

 ⑭ 자상

 ⑮ 항문 질환

 ⑯ 유방 질환

(8) 피부과 질환

① 형태에 의한 분류

㈎ 소양증

㈏ 습진

㈐ 약진, 홍반, 두드러기

㈑ 구진, 인설성 질환

㈒ 수포성 질환

② 감염원에 의한 분류

㈎ 세균 감염성. 리켓치아성 질환

㈏ 미코박테리움 질환

㈐ 진균성 질환

㈑ 바이러스성 질환

㈒ 성인 질환

㈓ 동물, 기생충성 질환

③ 발병 부위에 의한 분류

㈎ 색소 이상증

㈏ 피부 혈관 질환

㈐ 결합 조직 질환

㈑ 피지선 및 한선 질환

㈒ 모발 질환

㈓ 조갑 질환

㈔ 점막 질환

④ 기타 분류

「농어촌 등 보건의료를 위한 특별조치법」 등에 근거하여 한의사는 공중보건 의사로서 공중 보건 업무를 담당한다. 그리하여 한의과대학 내에서도 예방의학 및 공중 보건에 대한 공부를 하고 있으며, 한의학의 일부로서 예방의학과 공중보건학은 중요하다.

### 1) 개요

⑴ 건강의 정의

WHO에서 건강이란 병이 없거나 허약하지 않다는 것만을 말하는 것이 아니라 신체적, 정신적 및 사회적으로 완전히 안녕한 상태에 놓여 있는 것이다.

⑵ 예방 의학과 공중보건학의 개념

예방 의학은 개인 또는 특정 인구 집단의 건강과 안녕을 보호, 유지, 증진하고 질병, 장애, 조기 사망을 예방하는 것을 전문으로 하는 의학이다.

공중보건학은 환경 위생 관리, 전염병 관리, 개인위생에 관한 보건 교육, 질병의 조기 진단과 예방적 치료를 위한 의료 및 간호 서비스의 조직, 그리고 모든 사람의 건강 유지에 적합한 생활 수준을 보장할 수 있는 사회 제도 개발을 위한 조직적인 지역 사회의 노력으로 질병의 예방, 수명의 연장, 신체적 및 정신적 건강과 효율을 증진하는 과학과 기술이다. 즉 국민이 건강할 수 있는 여건을 보장하기 위한 사회의 집단적 노력이다.

크게 세 분야로 나뉘는데 역학 및 질병 관리, 환경보건, 보건의료이다.

### 2) 역학

⑴ 정의

역학이란 인구 집단의 질병에 관한 학문이다.

---

22 『예방의학과 공중보건학』, 대한예방의학회, 계축문화사, 2011

(2) 감염병의 역학

① 감염병 역학

감염병 역학이란 지역 사회와 집단에서 발생 수준을 파악하고 전파 과정을 이해하고 원인을 규명하여 감염병 관리 방법을 개발하고 이를 감염병 예방과 관리에 적용하는 것이다.

② 병원체와 숙주 간의 상호작용 지표

㈎ 감염성이란 병원체가 숙주 내에 침입, 증식하여 숙주가 면역 반응을 일으키게 하는 능력이다.

㈏ 병원력

병원력은 병원체가 현성 감염을 일으키는 능력이다.

㈐ 동력

독성은 현성 감염자 중에서 매우 심각한 임상 증상이나 장애를 초래한 정도이다.

③ 감염 질환의 생성과 전파

㈎ 병원체

세균, 바이러스, 리케차, 진균류 등의 미생물과 원충생물, 기생충 등이 있다.

㈏ 병원소

병원체가 생존하고 증식하면서 감수성 있는 숙주에 전파할 수 있는 사람, 동물, 곤충, 식물, 물, 흙 등이다.

㈐ 병원체의 탈출

병원체가 병원소로부터 새로운 숙주로 이동해 확산하는 과정을 탈출, 전파, 새로운 숙주로 침입하는 과정으로 나눌 수 있다. 병원체의 탈출 경로는 다양하지만 호흡기나 소화기, 비뇨생식기 등의 여러 분비물과 섞여서 나온다.

㈑ 전파

전파 수단에 따라 직접 전파와 간접 전파로 나누며, 전파 양식에 따라 공동 매개물에 의한 전파, 사람 간 전파로 나눈다.

(마) **침입**

병원소로부터 탈출한 후에 전파에 성공해야 병원체는 새로운 숙주에 침입하게 된다. 침입 경로는 탈출 경로 및 전파 수단과 밀접한 관계를 가진다. 대부분의 질병에서 탈출 경로와 침입 경로가 일치한다.

(바) **숙주의 저항성**

개인의 면역성과 집단 면역에 의해 숙주의 저항성이 결정된다.

④ 감염병 유행

주어진 인구 집단에서 비교적 짧은 시간에 임상적 특징이 비슷한 증후군이 통상적으로 기대했던 수 이상으로 발생하는 것이다.

⑤ 감염병 관리 원칙과 예방접종

(가) **관리**

감염병 관리란 감염병 생성 6단계 중 특정 단계 또는 여러 단계에 대한 개입을 통하여 감염병이 발생하지 못하게 하는 것이다. 일반적으로 감염병 질환의 예방과 관리 방법은 병원체와 병원소 관리, 전파 과정 차단, 숙주 관리의 세 가지로 구분한다.

(나) **병원체와 병원소 관리**

감염병 관리의 가장 확실한 방법은 병원체와 병원소를 제거하는 것이다.

(다) **전파 과정 관리**

전파 과정 차단에는 검역과 격리, 매개 곤충 관리, 환경 위생과 식품 위생, 개인위생이 포함된다.

(라) **숙주 관리**

숙주 면역 증강과 환자 조기 발견, 조기 치료 등이 있다.

(마) **예방 접종**

예방 접종은 인공 능동 면역으로 감염병을 예방하는 방법이다.

(바) **법정 감염병**

우리나라에서는 감염병을 「감염병의 예방 및 관리에 관한 법률」에 의하여 분류 관리하고 있다. 그 분류는 아래와 같다

---

1. '감염병'이란 제1군 감염병, 제2군 감염병, 제3군 감염병, 제4군 감염병, 제5군 감염병, 지정 감염병, 세계보건기구 감시 대상 감염병, 생물 테러 감염병, 성매개감염병, 인수(人獸) 공통감염병 및 의료 관련 감염병을 말한다.

2. '제1군 감염병'이란 마시는 물 또는 식품을 매개로 발생하고 집단 발생의 우려가 커서 발생 또는 유행 즉시 방역 대책을 수립하여야 하는 다음 각 목의 감염병을 말한다.
   가. 콜레라
   나. 장티푸스
   다. 파라티푸스
   라. 세균성 이질
   마. 장출혈성 대장균 감염증
   바. A형 간염

3. 제2군 감염병'이란 예방접종을 통하여 예방 및 관리가 가능하여 국가 예방접종 사업의 대상이 되는 다음 각 목의 감염병을 말한다.
   가. 디프테리아
   나. 백일해(百日咳)
   다. 파상풍(破傷風)
   라. 홍역(紅疫)
   마. 유행성이하선염(流行性耳下腺炎)
   바. 풍진(風疹)
   사. 폴리오
   아. B형간염
   자. 일본뇌염
   차. 수두(水痘)

카. b형헤모필루스인플루엔자

타. 폐렴구균


4. '제3군 감염병'이란 간헐적으로 유행할 가능성이 있어 계속 그 발생을 감시하고 방역 대
책의 수립이 필요한 다음 각 목의 감염병을 말한다.

가. 말라리아

나. 결핵(結核)

다. 한센병

라. 성홍열(猩紅熱)

마. 수막구균성수막염(髓膜球菌性髓膜炎)

바. 레지오넬라증

사. 비브리오패혈증

아. 발진티푸스

자. 발진열(發疹熱)

차. 쯔쯔가무시증

카. 렙토스피라증

타. 브루셀라증

파. 탄저(炭疽)

하. 공수병(恐水病)

거. 신증후군출혈열(腎症侯群出血熱)

너. 인플루엔자

더. 후천성면역결핍증(AIDS)

러. 매독(梅毒)

머. 크로이츠펠트−야콥병(CJD) 및 변종크로이츠펠트−야콥병(vCJD)

버. C형 간염

서. 반코마이신내성황색포도알균(VRSA) 감염증

어. 카바페넴내성장내세균속균종(CRE) 감염증


5. 제4군 감염병'이란 국내에서 새롭게 발생하였거나 발생할 우려가 있는 감염병 또는 국
내 유입이 우려되는 해외 유행 감염병으로서 다음 각 목의 감염병을 말한다. 다만, 갑작

스러운 국내 유입 또는 유행이 예견되어 긴급히 예방 관리가 필요하여 보건복지부장관이 지정하는 감염병을 포함한다.

가. 페스트

나. 황열

다. 뎅기열

라. 바이러스성 출혈열

마. 두창

바. 보툴리눔독소증

사. 중증 급성호흡기 증후군(SARS)

아. 동물인플루엔자 인체감염증

자. 신종인플루엔자

차. 야토병

카. 큐열(Q熱)

타. 웨스트나일열

파. 신종감염병증후군

하. 라임병

거. 진드기매개뇌염

너. 유비저(類鼻疽)

더. 치쿤구니야열

러. 중증열성혈소판감소증후군(SFTS)

머. 중동 호흡기 증후군(MERS)


6. '제5군 감염병'이란 기생충에 감염되어 발생하는 감염병으로서 정기적인 조사를 통한 감시가 필요하여 보건복지부령으로 정하는 감염병을 말한다. 다만, 갑작스러운 국내 유입 또는 유행이 예견되어 긴급히 예방 관리가 필요하여 보건복지부장관이 지정하는 감염병을 포함한다.

7. '지정감염병'이란 제1군 감염병부터 제5군 감염병까지의 감염병 외에 유행 여부를 조사하기 위하여 감시 활동이 필요하여 보건복지부장관이 지정하는 감염병을 말한다.

8. '세계보건기구 감시대상 감염병'이란 세계보건기구가 국제 공중보건의 비상사태에 대비하기 위하여 감시 대상으로 정한 질환으로서 보건복지부장관이 고시하는 감염병을 말한다.

9. '생물테러감염병'이란 고의 또는 테러 등을 목적으로 이용된 병원체에 의하여 발생된 감염병 중 보건복지부장관이 고시하는 감염병을 말한다.

10. '성매개감염병'이란 성 접촉을 통하여 전파되는 감염병 중 보건복지부장관이 고시하는 감염병을 말한다.

11. '인수공통감염병'이란 동물과 사람 간에 서로 전파되는 병원체에 의하여 발생하는 감염병 중 보건복지부장관이 고시하는 감염병을 말한다.

12. '의료관련감염병'이란 환자나 임산부 등이 의료 행위를 적용받는 과정에서 발생한 감염병으로서 감시 활동이 필요하여 보건복지부장관이 고시하는 감염병을 말한다.

### (3) 만성질환의 역학

#### ① 정의

만성질환은 이환 기간이 긴 질환을 말하며 대표적으로 암, 심혈관 질환, 당뇨, 천식 등 다수의 질환이 포함된다.

만성 질환의 역학적 특성은 발생 원인이 다요인 질병이다.

아래는 만성 질환의 역학에서 다루는 대표적인 질환들이다.

#### ② 암

암은 세포들이 정상적인 조절 기능의 통제를 벗어나서 비정상적으로 증식하면서 다른 조직으로 침범하는 질환이다.

우리나라에서 암으로 인한 사망이 전체 사망 원인 1위이다.

#### ③ 심혈관 질환

심혈관 질환은 심장 질환과 혈관 질환을 포괄하는 용어이다. 심장 질환은 관상동맥 질환과 고혈압성 심장 질환, 부정맥, 판막 질환 등이 있고, 혈관 질환은 뇌졸중, 동맥류, 말초 혈관 질환 등이 있다.

우리나라에서 암 다음으로 많은 사망 원인이다.

④ 고혈압

수축기 혈압이 140mmHg 이상이거나 이완기 혈압이 90mmHg 이상인 경우이다.

⑤ 당뇨병

당뇨병은 제1형, 제2형, 임신 당뇨병으로 구별되며, 그 증상은 다뇨, 다음, 다식이 있다.

⑥ 그 외 대사증후군, 만성폐쇄성폐질환, 신장 질환, 신경 질환, 근골격계 질환, 정신 질환, 자살, 손상 및 중독, 구강 질환 등을 다룬다.

## 3) 환경 보건

### (1) 개요

환경 보건은 질병과 건강 문제를 인간과 환경 간의 상호 관계라는 관점에서 이해하고 파악함으로써 생활 환경의 개선, 인간의 건강 유지와 증진, 사회생활에 대한 능률의 향상을 목적으로 하는 학문이다.

환경 보건 관리는 인간의 발육과 성장, 건강과 생존에 유해한 영향을 끼치거나 끼칠 가능성이 있는 생활 환경의 모든 요소를 통제하는 것이다.

### (2) 생활 환경과 오염

기후 변화, 지구 환경 오염, 대기 오염, 실내 공기 오염, 수질 오염, 식품 안전에 대한 관리 통제를 한다.

### (3) 산업 보건

산업 보건은 근로자들의 질병을 예방하고 건강을 유지, 증진하는 학문을 말한다. 주로 노동과 노동 환경과 관계된 건강 문제를 다루는 분야이다.

작업 환경 측정, 유해 요인 관리, 건강 진단, 보건 관리 대행, 직업병 감시, 사업장 건강 증진, 산업 역학, 직무 스트레스 등을 다룬다.

### ⑷ 산업 재해

산업 재해는 근로자가 업무에 관계되는 건설물, 설비, 원재료, 가스, 증기, 분진 등에 의하거나 작업 기타 업무에 기인하여 사망, 부상, 질병에 이환되는 것을 말한다.

산업 재해 통계, 산업 재해 예방과 관리, 산업 재해 보상 보험 등을 다룬다.

### ⑸ 직업성 질환

직업성 질환은 작업 환경 중 유해 인자가 있어 업무나 직업적 활동에 의해 발생하는 만성적인 질환이다. 일반 인구 집단이나 다른 근로자보다 그 일에 종사하는 근로자에 더 많이 발생하는 특징이 있다.

직업성 암, 직업성 폐 질환, 직업성 피부 질환, 직업성 신경계 질환, 작업 관련성 근골격계 질환, 작업 관련성 정신 질환, 기타 직업성 질환 등을 다룬다.

### ⑹ 물리적 요인

인간 건강에 미치는 여러 환경 중 물리적 요인에 대한 연구이다.

소음, 진동, 이상기압, 고온과 저온, 방사선 등을 다룬다.

### ⑺ 화학적 요인

인간 건강에 미치는 여러 환경 중 화학적 요인에 대한 연구이다.

유해 금속, 유기용제, 유해 가스, 뇌분비계 교란 물질, 농약 등을 다룬다.

### 4) 보건 의료

보건 의료는 건강을 유지 및 보호하고, 질병으로부터 치유하는 제반 행위를 말한다. 일반적인 의료에서는 질병의 관리와 진단 및 치료에 초점을 맞추는 데 비해 보건 의료에서는 건강 관리와 질병 예방, 건강 증진에 초점을 맞추고 있다.

주로 다루는 분야는 보건 의료 서비스의 필요, 수요와 구성, 보건 의료의 이용자와 제공자가 보이는 행태, 인력과 시설 등 보건 의료 자원, 보건 의료에 쓰일 재원과 재정, 그리고 이들 모두가 하나로 엮여 구성되는 보건 의료 체계 등이다.


**(1) 보건 의료 정책**

보건 의료 정책은 보건 의료에 대한 목표를 세우고, 이를 달성하기 위한 정책수단에 대한 정부 기관의 기본 방침이다.

정책 결정 과정에 영향을 미치는 집단은 행정 관료 집단, 의회, 이익 집단이다.


**(2) 보건 의료 자원과 조직 관리**

**① 의료 자원**

의료 자원은 의료 인력, 의료 시설, 의료 장비와 물자, 의료 지식으로 나눈다.

**② 병원 관리**

병원 관리는 병원의 여러 자원을 잘 활용하여 병원의 설립 목적과 운명 목표를 달성할 수 있도록 관리한다.

**③ 의료의 질 관리**

과거에는 적절한 시설과 인력 등 의료 자원의 양적 확보를 통해 국민의 의료 이용 접근도를 개선하는 것이 의료 정책의 기본 과제였다. 최근 의료 보험 제도 도입과 경제 수준 향상으로 기본 과제가 해결됨에 따라 의료 서비스 질 향상 문제가 대두하였다.

의료의 질이란 현재 보편적으로 인정되는 의학 지식 수준 내에서 진료 제공 과정이 환자에 대한 부작용을 줄이고 최상의 진료 결과를 성취하는 정도이다.

의료 질의 구성 요소는 효과, 효율성, 기술 수준, 접근성, 가용성, 이용자 만족도, 지속성, 적합성이다.

⑶ 건강 행태와 의료 이용

의료에 대한 필요, 욕구, 수요, 이용에 관한 내용이다.


⑷ 의료 보장

사회 보장이란 질병, 장애, 노령, 실업, 사망 등의 사회적 위협으로부터 국민을 보호하고 빈곤을 해소하며 국민 생활의 질을 향상하기 위하여 제공되는 사회보험, 공공부조, 사회 복지 서비스 및 관련 복지 제도이다.

특히 의료 보장은 질병으로 인한 과다한 의료 비용 지출에 의해 야기되는 경제적 위험을 분산하고자 하는 제도이다.

의료 보험은 보험료를 기본 재원으로 하는 의료 보장 체계의 한 형태이다.

우리나라의 건강 보험제도와 의료 급여 제도에 대한 내용을 포함한다.


⑸ 지역 사회 보건

지역 사회 보건은 지역 사회 의학의 실천 과정으로서 지역 사회 의학은 지역 사회 인구 집단의 보건 문제에 대한 인식과 해결에 관한 학문이다. 의사, 보건 인력 및 지역 사회의 자발적인 노력의 상호작용을 통하여 지역 사회 모든 주민에게 포괄적인 의료 서비스를 제공하는 것을 목적으로 한다.

우리나라에서 지역 사회 보건 사업은 주로 보건소에 의해 주도된다. 지역 사회 보건 사업은 주로 질병 관리, 모자 보건, 가족계획, 학교 보건, 국민 영양, 노인 보건, 정신 보건, 보건 교육 등이다.

## 10  법의학과 임상병리학 [23]

### 1) 법의학

#### (1) 개론

법의학이란 법률상으로 문제가 되는 의학적 사항을 연구하고 감정하여 그것을 해결하는 학문이다. 법의병리학, 법의혈청학, 법의독물학, 법의인류학, 법치의학, 임상법의학으로 나눈다.

#### (2) 법의학에서 다루는 분야는 아래와 같다.

① 검시와 죽음의 의학적 진단

② 죽음과 시체 변화

③ 내인성 급사

④ 손상 일반

⑤ 두부 손상

⑥ 교통사고 손상

⑦ 온도 이상에 의한 장애

⑧ 법의독물학

⑨ 질식

⑩ 성범죄와 아동 학대

⑪ 임신, 분만, 낙태 및 영아 살해

⑫ 대량 재난과 법의학

⑬ 개인 식별

⑭ 법치의학

⑮ 의료 관련법의 이해

---

23 『법의학』, 강대영 등, 정문각, 2007

  『임상병리학』, 대한임상병리학회, 고려의학, 2001

## 2) 임상병리학

### (1) 개요

임상병리학은 환자로부터 채취한 혈액, 소변, 대변, 체액 및 조직 등의 검체를 이용하여 질병의 진단과 경과 관찰, 치료 및 예후 판정 등에 관련된 검사를 시행하고 해석하는 것을 중심으로 하는 학문이다.

임상병리 검사의 목적은 ① 진단 및 감별진단 ② 질병 중등도 및 경과 판단을 통한 치료 방향 결정 ③ 예후 판정 ④ 건강검진이나 선별 검사를 통한 질병 발견 또는 예방 ⑤ 치료 효과의 추적 관찰에 있어서 도움을 얻고자 하는 것이다.

### (2) 검사 방법

① 분리법

원심분리, 여과 및 투석, 전기영동, 크로마토그래피 등이 있다.

② Photometric Techniques

분광광도법, Flame emission spectrophotometry, 원자흡수분광법, 형광측정법, 비탁법, 혼탁측정법이 있다.

③ 전기 화학적 방법

④ 면역 화학적 방법

⑤ 분자 생물학적 방법

## 11 한의사, 한의학교육, 한약재유통, 한의계의 현주소

## 1) 한의학 관련 인력 통계 자료

⑴ 한의사 수

2015년 23,245명

2016년 23,912명

2017년 24,627명

⑵ 한약사, 한약 조제 약사, 한약업사

① 한약사는 약사법에 의하여 한약학과를 졸업하고 한약사 국가시험에 합격하여 보건복지부 장관의 면허를 받은 자를 말한다. 한약 및 한약 제제의 제조, 조제, 판매 등의 업무를 담당한다.

② 한약 조제 약사는 약사법 부칙에 따라 약사 면허를 취득한 사람에 한하여 한약 조제 시험에 합격한 자로서, 한약을 조제할 수 있는 자격이 있는 자를 말한다.

③ 한약업사는 약사법에 의거하여, 보건복지부령이 정한 한정된 지역에서 약사법 시행령이 정하는 한약업사 시험에 합격한 자이다. 허가를 받은 한약업사는 한약서에 실린 처방 또는 한의사의 처방전에 따라 한약을 혼합, 판매할 수 있다.

⑺ 한약사 수

2015년 2,193명

2016년 2,307명

2017년 2,404명

⑻ 한약 조제 약사 수

2015년 25,674명

2016년 25,527명

⑼ 한약업사 수

2015년 842명

2016년 872명

(3) 접골사, 침사, 구사 수

2017년 기준 접골사 9명, 침사 10명, 구사 2명

(4) 각급 병원 근무 한의사 수

2017년 기준 총 3,641명 중 종합병원 29명, 양방 병원 및 요양 병원 1,900명, 한방 병원 1,712명

(5) 의원 근무 한의사 수

2017년 기준 15,760명

(6) 보건소 및 보건지소 근무 한의사 수

① 2017년 기준 보건소 근무: 공중보건의 250명, 일반 근무 55명
② 2017년 기준 보건지소 근무: 공중보건의 691명, 일반 근무 2명

(7) 한의사 전문의 수

2002년 첫해 442명 배출되어, 2017년 2,903명

(8) 국가시험 합격 현황

2017년 기준 821명 응시 775명 합격

## 2) 한의학 교육 관련 통계 자료

2017년 기준

한의과대학(11개), 한의학전문대학원(1개)에 재학 중인 학생은 모두 4,592명, 대학별 부속병원의 총 병상수 2,169개, 수련의 수 389명

## 3) 한의학 관련 기타 통계 자료

### ⑴ 의료기관

　　2018년 기준: 한방병원 307개소, 한의원 14,295개소

### ⑵ 한약재 제조업소: 2017년 기준 183개소

### ⑶ 건강보험 진료 건수: 2018년 기준 한방병원 전체 3,821,000건, 입원 435,000건, 외래 3,386,000건

　　한의원 전체 9,7684,000건, 입원 17,000건, 외래 97,666,000건

### ⑷ 한의의료기관의 진료비

　　2016년 2조 4,206억 원

　　2017년 2조 5,412억 원

### ⑸ 전체 요양기관 진료비 대비 한의의료기관의 진료비 비율

　　2016년 3.6%

　　2017년 3.7%

### ⑹ 자동차보험 진료 실적

　　2018년 기준

　　한방병원 2,269,701건, 2,989억 원

　　한의원 6,280,546건, 4조 3,182억 원

　　(상급 종합병원 308,228건, 2,161억 원, 종합병원 1,395,138건, 4,267억 원, 양방병원 2,234,141

　　건, 2,722억 원, 양방의원 4,802,347건, 2,513억 원)

## 4) 한약재의 유통

### ⑴ 한약(재) 취급자와 취급 업소 현황

한약 취급 업소와 한약 취급자의 개괄은 아래와 같다. (표1 참고)

① **한약**(재) **취급 업소**(관련 단체)

한약(재) 취급 업소(관련 단체)는, 주로 한약수입업소, 한약도매업소, 한약제조업소, 한약방, 한약국, 한의원, 한방병원이다.

(가) **한약재 생산 농가** — 국내에서 생산되는 한약재(약용식물)는 주로 의약품용, 식용, 공업용으로 사용된다.

(나) **수입업자** — 한국의약품수출입협회

(다) **제조 업소** — 한약과 관련된 제조 업소는 규격품 제조 업소와 한약 제제 제조 업소로 나눌 수 있다.

(라) **한약 판매업자**(한국한약유통협회) — 규격품 한약은 한약 도매상과 한약업사를 통해서 일반인이나 한약을 소매(조제)하는 곳으로 이동한다.

② **한약**(재) **취급자**

한약을 취급하는 인력은 한의사, 약사, 한약사, 한약 조제 약사, 한약업사, 한약 도매업자, 한약 관련 학과 졸업자, 중간 수집상 등이 있다.

(가) **한약 수입업** — 한약 수입은 한국의약품수출입협회의 관리를 받고 있고, 약사와 한약사가 담당한다.

(나) **한약재 생산** — 농가에서 담당하고 있다. 생산 단계에서는 농산물로 분류된다.

(다) **제조업소** — 규격품 제조업소와 한약 제제 제조업소가 있는데, 약사와 한약사가 담당한다. 규격품 제조업소는 『대한민국약전』과 『대한민국약전외 한약(생약)규격집』에 수재된 545 품목의 규격품을 생산한다. 한약 제제 제조업소는 한약 제제인 단미엑스제, 단미혼합엑스제 및 기타 한약 복합제제를 생산한다.

(라) **한약 도매업** — 한약재 유통의 중간 부분을 담당하고 있다. 「약사법」 제45조의 규정에 의해 일정한 요건을 갖추어야 하며, 약사, 한약사, 한약업사, 보건복지부 장관이 인정하는 한약 관련 학과 졸업자가 담당한다.

㈜ 기타 중간 수집상 — 한약재 수집 관련 인력은 법적으로 공식화된 종사자는 아니지만, 한약과 관련된 종사자다. 중간 수집상은 생산 농가로부터 도매 업소나 제조 업소로 유통되는 국내산 한약재의 물량을 담당하고 있다. 중간 수집상은 산지 수집상과 중매인, 수집상이 있고, 산지 수집상은 생산농가에서 수집된 소량의 한약재를 판매하는 기능을 가진다. 중매인은 생산농가 또는 생산지 시장 상인의 위탁을 받아 모집과 판매 행위를 담당한다. 수집상은 산지 수집상이나 중매인을 통해 공급받은 한약재를 공판장이나 도매업소로 이송하도록 중개 역할을 담당한다.

Table. The Herbal Medicine Handlers and Handling summary (2013년 기준)

| 분류 | 소분류 | 범위 | 근거 |
|---|---|---|---|
| 원재료 | 한약재 | 공정서 등재 품목: 545품목 | 『대한민국약전』, 『대한민국약전외 한약(생약)규격집』 |
| 생산 분야 | 한약재 재배 농가 | 재배 농가 44000호 | 「농어촌 발전 특별조치법」 |
| 수입 분야 | 한약 수입 업소 (의약품) | 수입업자 144개 업소 | 「약사법」 제34조 |
| 제조 분야 | 한약 규격품 제조업소 | 247개 업소 | 「약사법」 제26조 |
| | 한약 제조업소 (의약품) | 한약 제제 생산업소 : 247개 업소 | 「약사법」 제35조, 제36조, |
| 유통 분야 | 한약 도매업소 | 한약재 도매 906개 업소 | 「농어촌발전 특별조치법」 |
| | 약용작물수집상 (농산물) | | |

## (2) 한약(재)의 유통 흐름

한약재의 유통 과정은 크게 수입 약재와 국산 약재로 나눌 수 있다. 수입 약재는 수입자에 의해 수입되어 전량 제조 업소로 가서 규격품이나 한약 제제의 원료로 사용된다. 국산 약재는 중간 수집상을 거쳐 제조 업소로 가서 역시 규격품과 한약 제제의 원료로 사용된다. 규격품과 한약 제제는 일반적으로 한약 도매 업소를 거쳐 한약 소매업소인 한의원, 한방병원, 약국 및 한약국에 공급된다. 한약(재)의 일반적인 유통 흐름은 다음과 같다.

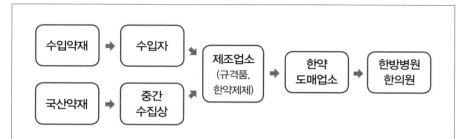

Fig. Imported and domestic raw herbal medicines are sent to manufacture factory for making standard medicines or herbal products. Then all products are sent to retails through wholesale businesses.

⑶ 한약 관리 제도와 현황

우리나라 한약 관리는 이원화되어 있다. 보건복지부와 식품의약품안전처에서 관리하고 있는데, 보건복지부는 한의약정책과를 두어 한약 품질, 유통관리제도 및 수급 조절, 모니터링, 한약 처방의 표준화 등을 담당하고 있다. 식품의약품안전처는 한약 정책과를 두어 일반적인 한약 품질을 관리하고 있으며, 생약 검사과를 두어 품질 규격에 관한 업무를 하고, 생약 제제과를 두어 생약 제제에 대해서 관리하고 있다.

한약 관리 제도는 한약재 품질 관리, 유통 관리, 한약재 품질 검사, 한약재 수급 조절 제도, 식약 공용 한약재 관리, 독성 한약재 관리, 약전 관리에 대한 내용 등으로 정리하였다.

① 한약재 품질 관리

한약재의 품질 관리 대상은 『대한민국약전』 161품목과 『대한민국약전외 한약(생약)규격집』의 384품목으로 총 545품목이다. 한약재의 품질 관리 기준은 역시 『대한민국약전』과 『대한민국약전외 한약(생약)규격집』에서 정해진 기원, 성상, 검사 및 시험, 건조 함량, 회분, 산불용성회분, 정유 함량, 엑스함량, 정량법, 주의, 저장 등의 항목을 관리하고 있다.

② 한약재 유통 관리

생산되는 모든 한약(생약)재의 유통은 그 목적과 용도에 따라 의약품용, 농산물, 식품 원료 등으로도 유통된다. 한약 처방과 한약 제제를 만들기 위한 의약품용 한약재의 유통은 「한약재 안전 및 품질관리규정」에 규정이 정해져 있는데, 2012년 4월 1일부터 한약 및 한약 제제를 생산하기 위하여 규격품 한약재만을 사용하도록 하였다. 규격품의 관리에 대한 내용은 「한약재 안전 및 품질관리규정」에 의하여 규격품의 기준을 『대한민국약전』과 『대한민국약전외 한약(생약)규격집』의 기준에 적합해야 하고, 포장 방법과 용기 및 포장의 기재 사항 등을 규정하고 있다.

③ 한약재 품질 검사

한약재의 품질 검사 기준은 공정서인 『대한민국약전』과 『대한민국약전외 한약(생약)규격집』의 기준에 적합해야 한다. 품질 검사는 수입 한약재와 국산 한약재가 조금 상이한 방법으로 품질 검사를 하고 있다.

㉮ 수입 한약재

식품의약품안전처장이 고시한 「수입의약품 등 관리규정」의 '〔별표1〕 수입한약재 검사방법'에 의거하여 검사한다. 그 내용을 보면 관능검사, 위해 물질 검사, 정밀 검사로 나눈다.

독특한 점은 한약재 검사는 관능검사가 있다는 점이다. 한약재는 제조 공장에서 만들어진 화학 약품과 달리 실험적인 방법으로만 그 진위와 품질의 우열을 판단하기 힘들기 때문에 관련 전문지식과 오랜 경험을 가진 관능검사위원 2인 이상이 보세구역에서 통관 전에 관능검사를 실시한다.

위해 물질 검사는 중금속, 잔류 농약, 이산화황, 곰팡이 독소, 벤조

피렌 등 인체 위해 물질 함유 여부를 조사하는 검사다.

정밀검사는 『대한민국약전』과 『대한민국약전외 한약(생약)규격집』의 기준 및 시험 방법에 따라 하되, 위해 물질 검사를 제외한 검사를 말한다.

여기에서 주의해서 살펴볼 내용이 있는데, 의약품용으로 사용되는 『대한민국약전』과 『대한민국약전외 한약(생약)규격집』의 545개 품목은 관능검사와 정밀검사, 위해 물질 검사의 거의 모든 검사를 마친 후에 통관이 가능하고, 식품용이나 기타 품목의 농산물 등은 위해 물질 검사 중 중금속과 잔류 농약 검사만을 시행한다는 것이다.

수입 한약재 검사 기관은 2014년 기준으로 8개 기관이 있으며 그 목록은 아래와 같다.

ㄱ 한국식품산업협회부설 한국식품과학연구원

ㄴ (사)한국의약품수출입협회부설 한국의약품시험연구원

ㄷ (재)충북테크노파크

ㄹ (재)한국한방산업진흥원

ㅁ (재)전남생물산업진흥원 한방산업진흥원

ㅂ (주)동의한약분석센터

ㅅ 대구한의대학교 한약재품질관리센터

ㅇ (재)경남한방약초연구소

(나) **국산 한약재**

국내산 한약재는 규격품 제조업소에서 수입 한약재 8개 검사 기관에 검사 의뢰한 후 검사 합격한 품목을 유통한다.

⑷ **식약 공용 한약재 관리**

① **현재 상황**

『대한민국약전』 및 『대한민국약전외 한약(생약)규격집』에 수재되어 있는 545개 품목 중에서 식품으로 사용 가능한 품목은 187개 품목이다.

「한약재 안전 및 품질관리 규정」에 따라 2012년 4월 1일부터 모든 한약재는 약사법규에 따라 한약 제조업소의 품질 검사 등 엄격한 안전 관리를 거쳐 규격화된 제품만 공급하게 되어 있는 상태다. 하지만 식품으로 사용 가능한 원료들은 중금속 검사와 잔류 농약 검사 등의 검사만으로 유통이 가능하다. 이것은 의약품으로 사용되는 한약재의 까다로운 검사에 비교해 식품으로 유통되는 원료들의 검사가 허술하다는 의미이다.

② 문제점

최근 식품용 수입 농·임산물이나 국산 약용 작물을 사용하여, 한약 처방명이나 유사 명칭을 붙여서 판매되는 식품이 범람하고 있다. 일부의 경우 식품임에도 국민들이 효과와 효능을 가진 약품처럼 생각하도록 유도하고 있는 형편이다. 식약 공용 한약재는 식품용으로 수입되어, 안전성이 확보되지 않은 상황에서 의약품용 한약재로 용도 전환되어 유통되기 쉬운 품목이다.

(5) 한약재 및 한약(생약) 제제 GMP 제도

① 한약재의 생산과 유통 관리

현재 한약재는 생산 관리, 제조 관리, 유통 관리의 3단계로 나눌 수 있다. 우수 한약 관리 기준은 생산 단계에서 GAP → 제조 단계에서 GMP → 유통 단계에서 GSP 등의 품질 인증 기준을 마련하여 시행하고 있다.

② 현재 한약 제제의 GMP 제도는 제출 자료 평가와 실태 조사로 관리하고 있다.

제출 자료는 모두 11종이고, 실태 조사는 필요할 때 조사하고 있다.

한약 제제 GMP 적용 범위는 한약(생약) 제제의 완제 의약품과 원료 의약품이다. 단, 일부 적합 판정서를 받는 국내산 완제 의약품이나 원료 의약품은 적합 판정서로 서류 제출을 갈음한다.

③ 한약(생약) 제제 밸리데이션(validation)

밸리데이션이란 특정한 공정, 방법, 기계 설비 또는 시스템이 미리 설정되어 있는 판정 기준에 맞는 결과를 일관되게 도출한다는 것을 검증하고 이를 문서화하는 것을 말한다. 한약(생약) 제제 밸리데이션은 2015년 7월 1일부터 시행되었다.


## 5) 한의사의 진료 경향

⑴ 임상 한의사들의 주 활동 무대는 한의원, 한방병원, 요양병원이다.

2000년 이후 임상 한의학계는 다양한 시도를 많이 하였고, 그 흐름은 대략 다음과 같다.

### ① 한의원들의 특화 진료 바람

한의원마다 특정 과목이나 특정 질병에 대해 전문화를 선택하는 경향이다. 약침 진료, 추나 진료, 피부 진료, 부인과 진료, 암 치료, 불임 치료, 탈모 치료, 수험생 진료, 사시 치료, 시험 불안 치료, 치질 치료 등이다.

### ② 복고주의로 회귀하는 경향

과거의 전통적인 방법을 고수하는 흐름으로 동의보감을 비롯한 옛 의서에 근거한 종래의 방법을 사용하여 정통 한의학의 모습을 보여 주려는 흐름이다.

### ③ 한방 병원

한방 병원은 30병상 이상의 입원 시설을 갖추어야 한다. 이렇게 규모를 확장하여 입원 환자 진료, 특화된 진료, 교통사고 환자 진료를 하는 흐름이다.

### ④ 요양 병원

현재 요양 병원은 양방 의사와 한의사가 개원할 수 있다. 노인장기요양법이 시행되면서 큰 규모의 요양 병원 개원을 하는 흐름이 생겼다.

### ⑤ 입원실 한의원

한의원은 29병상 이하의 입원실을 운영할 수 있다. 일반 한의원보다 규모가 크고 입원 시설을 갖춘 한의원으로 경쟁력을 가지는 경우다.

### ⑥ 제형의 변화

종래의 침 치료, 부항 치료, 첩약 치료를 하던 한의원의 모습에서 탈피하여, 새로운 치료법의 도입을 시도하게 되었다. 약침, 추나요법, 고약, 스

프레이, 연조제, 파스류, 도인법, 침도 요법 등이 그것이다.

⑦ **홍보 활성화**

홍보는 처음에 신문, 잡지에서 시작되었지만, 인터넷이 활성화하면서 온라인으로 한의학 및 각 한의사들의 치료법 등을 소개하는 방식이 세련되고 다양해졌다.

⑧ **자동차 보험 진료**

자동차 사고에 한의학적 치료의 효용이 알려지면서, 자동차 사고 후유증 치료를 하는 한의사들이 많아졌다. 그리고 한의사들이 산업 재해 진료나 노인 장기 요양의 소견서 관련 업무에 관심을 가진 경우도 있다.

⑨ **해외 의료 봉사 활동**

한의학의 세계화를 생각하는 한의사들에 의해 해외 의료 봉사 활동이 발생하였다. 한국의 경제 상황이 호전되면서 외국 여행을 자유롭게 가게 되고, 또 국가에서 외국에 대해 무상 원조 사업을 하게 되었다. 이런 바람으로 해외의료 봉사 활동의 흐름이 발생하였다.

⑩ **원외탕전**

1970년대는 한약을 첩으로 싸서 환자에게 주면 환자가 집에서 달여서 복용하였다. 1980년대 한의원에서 약을 달여서 1회씩 복용할 수 있게 되면서 한약 수요는 폭발적으로 늘었다. 최근에는 원외탕전이라는 방식이 유행하게 되었다. 공동의 탕전 시설을 갖추고 있는 원외탕전실이 있고, 한의사들이 처방하면 그 수요에 맞도록 약을 준비해 주는 방식이다. 원외탕전은 첩약만 처방하는 것이 아니라 환약, 산제, 약침용 바이알, 고약 등 다양하다.

# |참|고|문|헌|

- 『간계내과학』, 전국 한의과대학 간계내과학교수 공저, 동양의학연구원, 1989
- 『동의물리요법과학』, 임준규 등, 고문사, 1992
- 『동의병리학』, 문준전 등, 고문사, 1990
- 『동의생리학』, 전국 한의학대학 생리학교수 편저, 집문당, 2008
- 『동의소아과학』, 김덕곤 등, 정담, 2002
- 『동의소아과학』, 정규만, 행림출판, 1998
- 『동의심계학』, 두호경, 동양의학연구원, 1993
- 『동의재활의학과학』, 전국 한의과대학 재활의학과학교실, 고문사, 1992
- 『동의진단학』, 이문재, 경원문화사, 1990
- 『동의폐계내과학』, 이연구 등, 민서출판사, 1990
- 『면역학』, 대한미생물학회, 이퍼블릭, 2008
- 『방제학』, 한의과대학 방제학교수 공저, 영림사, 1999
- 『법의학』, 강대영 등, 정문각, 2007
- 『본초학』, 전국한의과대학교수, 영림사, 2000
- 『사상의학원론』, 홍순용, 행림출판, 1989
- 『안이비인후과학』, 노석성, 아이비씨, 2007
- 『약침학』, 권기록 등, 엘스비어코리아, 2011
- 『예방의학과 공중보건학』, 대한예방의학회, 계축문화사, 2011
- 『의학생리학』, 의학계열교수 공역, 정담, 2002
- 『인체조직학』, 박경한 등, 정문각, 2003
- 『임상병리학』, 대한임상병리학회, 고려의학, 2001
- 『진단검사의학』, 대한진단검사의학회, 고려의학, 2001
- 『최신미생물학』, 박완희 등, 정문각 1998
- 『침구학 상중하』, 대한침구학회 교재편찬위원회, 집문당, 2003
- 『한국추나학』, 신준식 등, KCA press, 1995
- 『한방간호학』, 하헌용 등, 한미의학, 2010
- 『한방간호학 총론』, 동서간호학연구소, 수문사, 2000
- 『한방신경정신의학』, 대한한방신경정신과학회, 집문당, 2007
- 『한방신경정신의학』, 대한한방신경정신과학회, 집문당, 2005
- 『한방여성의학』, 한방여성의학편찬위원회, 정담, 2007
- 『한의부인과학』, 한의부인과학교재편찬위원회, 정담, 2001
- 『한의신경정신과학』, 전국 한의과대학 신경정신과 교과서편찬위원회, 집문당, 2007
- 『한의피부외과학』, 전국 한의과대학 피부외과학교재편찬위원회, 선우, 2007
- 『한의학원론』, 박선영 등, 이채출판사, 2019
- 『黃帝內經素問』, 이경우, 여강출판사, 1994
- 『黃帝內經靈樞』, 王冰, 臺灣中華書局, 1972
- 『Clinically Oriented Anatomy』, F.Keith L.Moore, LWW, 2006
- 『Pathologic basis of disease』, Robbins, Saunders, 1989